Grundwissen
für
Zahntechniker
XI

HANS-DIETER UEBE
Techn. Oberlehrer und Zahntechnikermeister
an der Fach-(Meister-)schule
für Zahntechniker Stuttgart

Fremdwortkunde für
Zahntechniker-Fachklassen

VERLAG NEUER MERKUR GMBH, 8000 MÜNCHEN

1. Auflage. 1.—5. Tausend — ISBN 3-921280-32 X

Druck: Gebr. Giehrl, 8000 München 46

Vorwort

In einer Zeit sich unmittelbar folgender Fortbildungsveranstaltungen und beruflichem Vorwärtsstreben ist es für den Nachwuchs eines Berufes, in dem eine bestimmte Terminologie zum Sprachgebrauch des täglichen Berufslebens gehört, eine zwingende Notwendigkeit, sich so früh wie möglich mit den entsprechenden Termini technici vertraut zu machen.

Mit dem Vokabular der folgenden Seiten, in dem die gemeinsamen Nomenklaturvorschläge des Arbeitskreises Funktionelle Gebißanalyse der Deutschen Gesellschaft für Zahn-, Mund- und Kieferheilkunde und der Nomenklaturkommission der Deutschen Gesellschaft für zahnärztliche Prothetik und Werkstoffkunde enthalten sind, soll ein erweiterungsfähiger Wortschatz all denen angeboten werden, die ihren beruflichen Lebensweg noch vor sich haben.

Dank sage ich an dieser Stelle dem Verlag Neuer Merkur, München, für Drucklegung und Gestaltung dieser Fremdwortkunde.

Hohengehren, im Mai 1979   Hans-Dieter Uebe

A.	Abk. für Arteria = Arterie
Aa.	Abk. Plural Arteriae = Arterien
Abdomen	Bauch, Unterleib
abducens	zur Seite wegführend
Abductor	Abzieher; Name für alle Muskeln, deren Funktion von der Mittellinie des Körpers wegführt
Aberration	fehlerhafte Lage z. B. von Zahnkeimen
aberrieren	abweichen
Abiosis	frühzeitiges Erlöschen der Lebenskraft von Geweben und Organen
abnorm	ungewöhnlich
aboral	ein vom Munde entfernterer Teil eines Organes
ab ovo	von Anfang an
Abrasion	Abrieb
absorbieren	aufsaugen, aufschlucken, verschlucken
Absorption	Auf-, Einsaugung (Lichtstrahlen)
Abszeß	Eiteransammlung in einer durch krankhafte Vorgänge entstandenen Höhle
abusiv	mißbräuchlich
Abusus	Mißbrauch, z. B. von Medikamenten
Abutment-Inlay	(engl.) Gußfüllung als Brückenanker oder Gußfüllung zur Aufnahme einer okklusalen Auflage einer Gußklammer
accelerans	beschleunigend
accessorius	hinzukommend
Achromasie	Farbenblindheit
Acidum	Säure
acidus, -a, -um	sauer
Acromion	Schulterhöhe
acuminatus, -a, -um	spitz
ad	zu, nach

ad absurdum	ins Widersinnige
Adamantoblasten	schmelzbildende Zellen
adaptieren	anpassen, passend machen, andrücken
Adaption	Anpassung
adäquat	angemessen, entsprechend
adde	auf Rezepten = füge hinzu!
addental	dem Zahn anliegend
Additive	Zusatzstoffe
Adduktion	Heranführung eines Gliedes zur Körpermitte
Adenitis	Drüsenentzündung
adenotrop	auf Drüsen wirkend
adental	zahnlos
Adeps	Fett
adhärent	festhaftend
Adhäsion	Anziehungskraft zwischen den Molekülen verschiedener Körper aus gleichen oder verschiedenen Stoffen; Haftung.
adhäsiv	haftend, anhaftend
adhäsive Zahnheilkunde	klebende Verbindung zwischen Füllungsmaterialien (Komposits) und säurevorbehandeltem Schmelz und Dentin infolge mechanischer Haftung (Mikroverzahnungen) und Adhäsion
Adhäsivum	Haftmittel
Aditus	Eingang, Zugang
adjustieren	anpassen, einrichten, eichen, korrigieren
ad l.	auf Rezepten = ad libitum, nach Belieben
Adontie	Zahnlosigkeit, richtiger Anodontie
adoral	um den Mund herum
ad sat.	auf Rezepten = ad saturationem, bis zur Sättigung
ad scat	auf Rezepten = ad scatulam, in eine Schachtel
adsorbieren	anlagern, an sich ziehen
Adsorption	Anlagerung
Adstringentia	zusammenziehende Mittel
adult	erwachsen
ad us.	auf Rezepten = ad usum, zum Gebrauch
ad us. prop.	ad usum proprium, zum eigenen Gebrauch
adversiv	zugewandt
ad vitr.	auf Rezepten = ad vitrum, in eine Flasche
Adynamie	Körperschwäche
adynamisch	kraftlos
aeq.	auf Rezepten = aequalis, gleich

Äquilibrierung	Ausgleichung
äquivalent	gleichwertig
Äquivalenz	Gleichwertigkeit
Aerodontologie	Lehre von den im Flugwesen auftretenden Erkrankungen der Pulpa und des periapikalen Raumes
ästhetisch	geschmackvoll
Ästhetik	Lehre vom Schönen, Schönheitssinn
Ätiologie	Lehre von den Krankheitsursachen
ätiologisch	nach den Ursachen geordnet
ätiotrop	auf die Ursache ausgerichtet; auf die Krankheitsursache wirkend
afebril	fieberfrei
Affinität	Verwandtschaft, chem. Bezeichnung für...
agastrisch	ohne Magen
agens	wirkend
Agentia, Agenzien	wirkende Mittel
Aggression	Angriff
aggressiv	angriffslustig, herausfordernd
Agglutination	Verklebung, Zusammenballung von Zellen oder Bakterien
Aglossie	Fehlen der Sprachfähigkeit
Aglutition	Unvermögen zu schlucken
Agnathie	angeborenes Fehlen des Ober- bzw. Unterkiefers
Akklimatisation	Angewöhnung an ein ungewohntes Klima, Gewöhnung an veränderte Daseinsbedingungen
Akkumulation	Anhäufung
Akme	Höhepunkt einer Krankheit
akquirieren	erwerben, verschaffen
Akranie	angeborenes Fehlen des Schädeldaches
Akribie	Gewissenhaftigkeit
Akrodontie	auf dem Kieferrand sitzende Zähne wie bei Reptilien
Aktinomykose	Strahlenpilzerkrankung
aktiv	tätig, rührig, handelnd
aktivieren	in Tätigkeit setzen, z. B. von Klammern in der Kieferorthopädie
Aktivität	Geschäftigkeit
akustisch	das Gehör betreffend
akut	heftig, scharf, spitz, schnell verlaufend (med.)
Akzeleration	zeit- und umstandbedingte Entwicklungsbeschleunigung, z. B. beim Zahnwechsel
akzeptabel	annehmbar

akzessorisch	hinzutretend, zusätzlich
akzidentell	zufällig eintretend, nicht selbständig bestehend, unwesentlich
a la	nach Art von
Ala	Flügel
Alalie	Sprachlosigkeit durch periphere Artikulationsstörung
Ala major	großer Keilbeinflügel
Ala minor	kleiner Keilbeinflügel
Ala nasi	die den Naseneingang seitlich begrenzenden Nasenflügel
Alare	seitlichster Punkt des Nasenflügels
alaris, -e	flügelförmig
albus, -a, -um	weiß
Algesie	Schmerzempfindlichkeit
alien -us, -a, -um	fremd
alimentär	durch die Ernährung hervorgerufen
Allergene	Stoffe, die krankhafte Überempfindlichkeit verursachen
Allergie	Überempfindlichkeit gegenüber bestimmten Stoffen; unübliche Wirkung von Heilmitteln
allergisch	überempfindlich gegen gewisse Reizstoffe
Allergosen	Krankheiten, die auf Überempfindlichkeit beruhen
Allognathie	von der Norm abweichende Bißart
Allozephalie	abweichende Schädelform
Alteration	Gemütsbewegung, Aufregung
alterieren	aufregen, verstimmen, ärgern
alternierend	wechselweise, abwechselnd
Alveoarfortsatz	Kieferknochen, in dem sich die Zahnfächer befinden, zahnlos als Alveolarkamm bezeichnet
Alveole	Zahnfach
Alveolitis	Alveolenentzündung
Alveolotomie	chirurgische Abtragung des Alveolrafortsatzes
ambidext	mit beiden Händen gleich geschickt
Ambition	Ehrgeiz
ambivalent	doppelwertig
ambulant	ortsungebunden, umherziehen, wandernd
Ameloblasten	Schmelzbildner
Amelogenese	Schmelzbildung durch das Schmelzorgan
Amitose	einfache direkte Zellteilung
Amnesie	Erinnerungslosigkeit
amorph	gestaltlos, ungestaltet, unkristallisch
Ampulle	kleines gläsernes Arzneiröhrchen
Amputation	Abtragung von Körperteilen
Amplitude	Schwingungsweite

anabol	aufbauend
anachronistisch	unzeitgemäß
Anaemie	Blutleere
Anaerobier	ohne Sauerstoff lebende Erreger
anämisch	blutleer
anal	den After betreffend
Analeptika	Atmung und Kreislauf anregende Mittel
Analgesie	Ausschaltung der Schmerzempfingung ohne Bewußtseinstrübung, Schmerzlosigkeit
analgetisch	schmerzstillend
Analgetika	schmerzstillende Mittel
analog	entsprechend, gleichartig
Analyse	Auflösung, Zerlegung
analysieren	in die Bestandteile zerlegen
Anamnese	Krankheitsgeschichte
Anästhesie	Schmerzausschaltung, Betäubung
Anästhetika	schmerzausschaltende Mittel
Anastomose	Verbindung zwischen Gefäßen
Anatomie	Lehre vom Körperbau
anatomische Zahnkrone	ist der Teil des natürlichen Zahnes, der von der Schneide bis zur Schmelz-Zement-Grenze reicht; Gegensatz: klinische Zahnkrone
anatomische Zahnwurzel	ist der Teil des Zahnes, der von der Schmelz-Zement-Grenze bis zur Wurzelspitze reicht; Gegensatz: klinische Zahnwurzel
Angina	Halsentzündung
Angina temporis	Angst vor der Zeit
Angiologie	Lehre von den Gefäßen
Angiom	Gefäßtumor
Angiopathie	Gefäßleiden
Angioskopie	Kapillarmikroskopie
angularis	zu einem Winkel gehörig
Angulus	Winkel
Angulus infektiosus	infizierte Rhagaden des Mundwinkels, „Faulecke"
Angulus mandibulae	Unterkieferwinkel
Angulus oris	Mundwinkel
angustus, -a, -um	eng
anhydro-	unter Wasseraustritt entstanden
Anima	Seele
animalisch	tierisch
animieren	anregen, ermutern
Animus	Gesinnung, Stimmung
Anisodontie	ungleiche Bezahnung

anisognath	Nichtgleichheit der Kiefer, z. B. wie beim Menschen, Gegensatz isognath
Ankylodontie	durch fehlende Wurzelhaut verwachsene Zahnwurzel mit Alveole
Ankyloglossum	Verwachsung der Zunge mit dem Mundboden
Ankylose	Gelenkversteifung infolge intraartikulärer Prozesse, Schrumpfung und Verwachsung der Gelenkkapsel
Ankylostoma	Kieferklemme
ankylotisch	versteift (im Gelenk)
Ankylotomie	Durchtrennung des Zungenbändchens
Anodontie	völlige Zahnlosigkeit durch Nichtanlage der Zahnkeime
anomal	unregelmäßig, von der Form abweichend
Anomalie	Unregelmäßigkeit, Abweichung von der Norm, z. B. infolge einer Entwicklungsstörung
anonym-us, -a, -um	namenlos, ungenannt, ohne Unterschrift
Anonymität	Namenlosigkeit
anorganisch	unbelebt, mineralisch
Anostose	Knochenatrophie
Antagonismus	Gegensatz, Gegnerschaft, Gegenwirkung, gegeneinander gerichtete Wirkungsweise
Antagonismus, singulärer	mesiale oder distale Falschlage des Unterkiefers um eine halbe Prämolarenbreite, so daß nur ein Zahn mit einem Antagonisten okkludiert, ein- oder beidseitig auftretend.
Antagonisten	Gegner, Körper oder Organe mit entgegengesetzter Wirkungsweise, z. B. Zähne des Ober- und Unterkiefers, Beuge- und Streckmuskeln,
anterior, anterius	der, die, das Vordere
Anthropologie	Lehre vom Menschen
anti	gegen, wider, entgegenwirkend
antibakteriell	gegen Bakterien wirksam, auch bakterizid und bakteriostatisch
Antibiotika	Mittel, die Krankheitserreger in ihrer Entwicklung hemmen oder vernichten
Antidot	Gegenmittel, Gegengift
antikariogen	kariesverhütend
Antikoagulans	Mittel, das die Blutgerinnung behindert
Antineuralgika	schmerzlindernde Mittel
Antipathie	Abneigung, Widerwille
Antiphlogistika	entzündungshemmende Mittel
antiphlogistisch	entzündungshemmend
Antipyrese	Fieberbekämpfung

Antipyretika	fiebersenkende Mittel
antipyretisch	gegen Fieber wirkend
Antisepsis	Zustand der Keimarmut durch Desinfektion
Antiseptika	Mittel zur Wundbehandlung gegen Wundinfektion, z.B. Penicillin, Sulfonamide
Antodontalgika	Mittel gegen Zahnschmerzen
Antrum	Kieferhöhle
Antrum highmori	veraltete Bez. für Oberkieferhöhle (Highmore, 1613, England); Sinus maxillaris
Anus	After
Aorta	Hauptschlagader, große Körperschlagader
Apathie	Gleichgültigkeit, Teilnahmslosigkeit
apathisch	teilnahmslos, unempfindlich
Apektomie	Wurzelspitzenresektion
Apertura	Öffnung
apertus, -a. -um	offen
Apex	Spitze (Wurzelspitze)
Apex cordis	Herzspitze
Apex linguae	Zungenspitze
Apex radicis dentis	Wurzelspitze eines Zahnes
Aphasie	völliger oder teilweiser Verlust der Sprache
Aphten	grauweiße Flecken mit rotem Saum auf der Mundschleimhaut, Lippe, Mundboden
apikal	auf die Spitze bezüglich
Aplasie	angeborenes Fehlen von Organen u. Geweben
Appendektomie	Entfernung des Wurmfortsatzes (Blinddarm)
Appendix	Anhang; in der Medizin gebraucht für den Wurmfortsatz des Blinddarms, in der Prothetik als Verbindung zwischen Klammer und Prothesenbasis
Appendizitis	Blinddarmentzündung
Applikation	Verabreichen, Anlegen, Anwendung
applizieren	auftragen, anlegen
Apposition	Anlagerung
Approbation	staatl. Bestallung als Arzt, Zahnarzt, Apotheker, Zulassung zur Ausübung ihrer Tätigkeit
approbieren	genehmigen, zustimmen, zulassen, bestallen
approximal	sich berührend, sich gegenüberliegend
Approximalflächen	berührende Flächen zweier Nachbarzähne
Approximalraum	Raum zwischen benachbarten Zähnen
a priori	von vornherein
Aq.	auf Rezepten = Aqua, Wasser
Arachnoidea encephali	Spinnwebenhaut des Gehirns

arbiträr	lat.: arbitrarius, willkürlich, vermutlich, selbstherrlich
arbiträre Registrierung	auch arbiträre Achsentechnik; Festlegung der arbiträren Scharnierachse mit Hilfe des Schnellübertragungsbogens — Quickmount Facebow — von Whip-Mix, dessen Plastikansätze in die äußeren Gehörgänge eingeführt werden
arbitrieren	entscheiden, schlichten
Arcon	abgekürzte Zusammenfassung aus den Worten **Arti**culatio = das Gelenk und **Con**dylus = der Gelenkkopf
Arcon-Artikulatoren	abgekürzte Zusammenfassung aus Articulatio und Condylus; Artikulatoren, deren Kondylen wie im menschl. Schädel am Artikulatorunterteil angeordnet sind, z. B. Whip-Mix, SAM; Gegensatz: Non-Arcon-Artikulatoren
Arcus	Bogen
Arcus alveolaris	äußerer bogenförmiger Rand der Alveolen
Arcus aortae	Aortenbogen
Arcus dentalis inferior	unterer Zahnbogen
Arcus dentalis superior	oberer Zahnbogen
Arcus zygomaticus	Jochbogen
arretieren	befestigen (mechanisch)
Arteria	Arterie, Schlagader, Blutgefäß
Arteria carotis cummunis	Halsschlagader
Arteria coronaria dextra	rechte Kranzarterie
Arteria coronaria sinistra	linke Kranzarterie
Arteria subclavia dextra	rechte Unterschlüsselbeinarterie
Arteria subclavia sinistra	linke Unterschlüsselbeinarterie
arteriell	zu einer Arterie gehörend
Arteriitis	Arterienentzündung
Arteriola	kleine Schlagader
Arteriosklerose	Verhärtung der arteriellen Blutgefäße
Arthralgie	Gelenkschmerz
Arthritis	Gelenkentzündung
Arthrose	chronisches Gelenkleiden

Arthrotomie	Gelenkschnitt
Articulatio	Gelenk
Articulatio temporo-mandibularis	Kiefergelenk
artifiziell	künstlich entstanden, z. B. artifizielle Eröffnung der Pulpa durch eine Präparation
Artikulation	Bewegung der beiden Zahnreihen aufeinander
artikulär	das Gelenk betreffend
ascendens	aufsteigend, auch aszendierend
Asepsis	Keimfreiheit
Aseptik	Wundbehandlung, bei der das Eindringen ansteckender Keime vermieden wird
aseptisch	keimfrei
Aspekt	Blickpunkt
Aspiration	Ansaugen von Luft, Gasen und Flüssigkeiten, Einsaugen, mit der Atmungsluft
aspirieren	ansaugen, einatmen; z. B. Fremdkörper beim Arbeiten in der Mundhöhle
Assimilation	Anpassung, Angleichung
assimilieren	angleichen
Assoziation	unwillkürliche Gedankenverbindung, Verknüpfung
assoziieren	zusammenschließen
Astomie	Fehlen der Mundöffnung
asymmetrisch	ungleichmäßig
ataktisch	unregelmäßig, ungleichmäßig, ungeordnet
Athetosis	krampfartige Bewegungen
Atonie	Erschlaffung, Schlaffheit, Aufhebung des Muskeltonus
atonisch	schlaff
atraumatisch	nicht verletzend, gewebeschonend
Atrium	Vorhof, spez. Herzvorhof
Atrium dextrum	rechter Vorhof
Atrium sinistrum	linker Vorhof
Atrophie	Schrumpfung, Schwund eines Körperteiles
atrophisch	im Schwinden begriffen
Attachement	Geschiebe
Attest	Bescheinigung
Attraktion	Anziehung
Attrition	Abrieb
atypisch	abweichend vom Normalfall
auditiv	das Hören betreffend
Auditorium	Hörsaal, Zuhörerschaft
Auricula	Öhrchen

Auricula dextra	rechtes Herzohr
Auricula sinistra	linkes Herzohr
auricularis	das Ohr betreffend
Auris	Ohr, das ganze Ohr als Hörorgan
auto	in zusammengesetzten Wörtern = selbst
Autodestruktion	Selbstzerstörung, gebraucht auch für Gewohnheiten, die heute als Parafunktionen bezeichnet werden, z. B. Fingernagelkauen
autogen	von selbst entstanden, ursprünglich
Autoinfektion	Selbstinfektion
Autoklav	Sterilisierapparat mit gespanntem Dampf
autonom	eigengesetzlich, selbständig
Autopsie	Sehen mit eigenen Augen, Leichenöffnung
Autosuggestion	Selbsttäuschung
avirulent	ohne krankmachende Wirkung
avital	leblos, richtiger devital
axial	in Richtung der Achse
Axis	Achse
azellulär	ohne Zellen
Azidität	Säuregrad, Säuregehalt einer Lösung
azygos	unpaarig

Raum für persönliche Ergänzungen:

Raum für persönliche Ergänzungen:

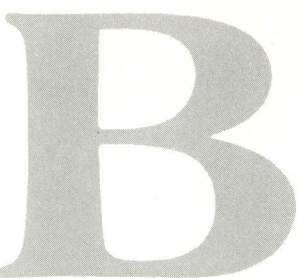

Bakteriämie	Bakterien in der Blutbahn
bakterizid	bakterientötend
balancieren	im Gleichgewicht halten, s. Okklusion — unilateral und bilateral balancierte
Balneologie	Lehre von den Heilbädern
banal	alltäglich, gewöhnlich
Basis	Grundfläche, Grundlage, Base
Basis cranii	Schädelbasis
Basis mandibulae	der untere Rand des Unterkieferkörpers
Bazillär	durch Bakterien verursacht
Bazillus	Stäbchenbakterien
Bazillen	Bakterien
Befund	ärztliches oder zahnärztliches Untersuchungsergebnis als Voraussetzung für jede Therapie bzw. Planung einer oralen Rehabilitation
Befunde, fakultative	Befunderhebung am Kauorgan, die nach eigenem Ermessen und zusätzlich zu den obligaten Befunden durchgeführt werden, z. B. der röntgenologische Befund der Kiefergelenke und die photographische Festhaltung der Schlußbißlage vor Beginn der Behandlung (FRÖHLICH/KÖRBER).
Befunde, obligate	grundsätzliche Befundunterlagen des Kauorgans zur Erstellung eines Behandlungszieles; Lokalbefund der Zähne, Parodontien und des Prothesenlagers, Röntgenstatus und eine funktionelle Gebißanalyse (FRÖHLICH/KÖRBER)
Beinhaut	Knochenhaut, Periost
benigne	gutartig
Benignität	Gutartigkeit

Bennett-Bewegung	ein seitliches, räumliches Versetzen des Unterkiefers während der Lateralbewegung, wobei der Kondylus der Laterotrusionsseite folgende Bewegungen durchführen kann: a) zur Seite und nach oben = Latero-Surtrusion b) zur Seite und nach unten = Latero-Detrusion c) zur Seite und nach vorne = Latero-Protrusion d) zur Seite und zurück = Latero-Retrusion
Bennett-Winkel	dieser wird gebildet durch die Kondylenbahn der Mediotrusionsseite mit der Medianebene bei einer Lateralbewegung. Er wird dargestellt durch Projektion folgender zwei Geraden auf die Frankfurter Horizontale: a) eine Parallele zur Medianebene, b) eine Gerade, die Anfang und Ende der Bahn eines Kondylenpunktes bei der Mediotrusionsbewegung verbindet
bialveolär	die Alveolarfortsätze des Ober- und Unterkiefers betreffend
bicolor	zweifarbig
bicornis	zweihornig
bicuspidat-us, -a, -um	zweigespitzt
bifid-us, -a, -um	zweigespalten
Bifurkation	Gabelung, in der Zahnheilkunde die Teilungsstelle mehrwurzliger Zähne
bikonkav	beidseitig hohl geformt (concavus = hohl)
bikonvex	beidseitig gewölbt geformt (convexus = gewölbt)
Bikuspidat	Prämolar (bi = zweimal, cuspis = Spitze)
bilateral	zweiseitig, doppelseitig
biliär	auf die Galle bezüglich
bilobär	zweilappig
bimanuell	beidhändig, zweihändig
bimaxillär	Ober- und Unterkiefer betreffend
binär	zweiteilig
Biochemie	Lehre von der chemischen Zusammensetzung organischer Körper und von den chem. Vorgängen in ihnen
Biogenese	Entstehung von Lebewesen aus anderen
biogen	auf Organismen bezogen

biogenetisch	entwicklungsgeschichtlich
Biographie	Lebensbeschreibung
biographisch	lebensgeschichtlich
Biologie	Lehre von den Lebewesen, deren Bau und Funktion; Teilgebiete: Anthropologie, Botanik, Zoologie
biologisch	naturgerecht, auf das Leben bezüglich
Biomechanik	Lehre vom mechanischen Ablauf der Lebensvorgänge in Organismen
Biopsie	histologische Untersuchung von Gewebe, das dem lebenden Organismus entnommen wurde
Biostatik	Lehre vom Gleichgewicht der Kräfte in einem biologischen System (Antagonistenkontakt in 4 Stützzonen)
biparti-us, -a, -um	zweigeteilt, doppelt
biphasisch	in zwei Phasen verlaufend
bipolar	zweipolig, mit zwei Fortsätzen
bis	zwei, zweifach, zweimal, doppelt; als Vorsilbe bi-
biventer	zweibäuchig, doppelbäuchig
bizeps	zweiköpfig; in der Anatomie der zweiköpfige Oberarmmuskel = musculus biceps brachii
blasiert	übersättigt, hochmütig
blastogen	im Keim, in der Keimzelle entstanden
Blepharitis	Augenlidentzündung
Blutkoagulum	Blutgerinsel
Bolu-Regel	Einschleifen auf der Arbeitsseite der nichttragenden Höcker: bukkal oben, lingual unten; es wird auf den Dreieckswülsten und Höckergraten geschliffen
Bonifikation	Vergütung, Entschädigung
Bonität	Zahlungsfähigkeit
Bonus	Sondervergütung
Botulismus	Lebensmittelvergiftung
brachial	zum Arm gehörig
Brachialgie	Armschmerzen
Brachygenie	abnorme Kleinheit des Unterkiefers, auch Brachygnathie
brachyodont	kurze gedrungene Zahnformen
Brachyzephalie	angeborene Kürze des Kopfes, kurzköpfig
Bracing	(engl.) Klammeroberarm; Bezeichnung im Ney-Klammersystem
Bradykardie	langsame Herztätigkeit
bronchial	die Luftröhre betreffend

Bronchien	Luftröhrenäste
Bronchitis	Entzündung der Luftwege, Katarrh
Bronchus	Einzahl von Bronchien
Bruxismus	Pressen und Reiben der Zähne zu nicht-funktionellen Zwecken, Zähneknirschen
bruxistische Merkmale	Merkmale des Bruxismus sind Bruxofacetten, Zahnlockerungen und Masseterhypertrophie
Bruxofacetten	Schliffacetten an natürlichen Zähnen, die aufgrund von Okklusionsstörungen entstanden sind oder auch auf emotionelle Einflüsse zurückzuführen sind
Bruxomanie	Bezeichnung für eine Bruxismusform am Tage
Buccinator	musculus buccinator, Wangenmuskel
Bukka	Wange, Backe
bukkal-is, -e	wangenwärts, die Wange betreffend
Bulbus	Zwiebel, Bezeichnung für ein zwiebelartiges Gebilde
Bunodontie	Gebißform der Vorzeit mit warzenförmigen Kauflächen
bunolophodont	Tierzähne mit höcker-leistenförmiger Kaufläche
Bursa	Tasche, Beutel
Bursitis	Schleimbeutelentzündung

Raum für persönliche Ergänzungen:

Raum für persönliche Ergänzungen:

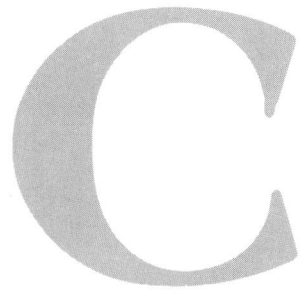

Ca	chem. Zeichen für Kalzium und Abk. für Carcinom = bösartige Geschwulst
caduc -us, -a, -um	hinfällig, vergänglich, Dentes caduci = Milchzähne
caec-us, -a, -um	blind, foramen caecum = blindes Loch auf den Palatinalflächen oberer Lateraler
Caecitas	Blindheit, auch Unwissenheit
Calcaneus	Fersenbein
Calculus	Steinchen, steiniges Konkrement, Fremdkörper durch Verkalkung
Calculus dentalis	Zahnstein
Calculus salivalis	Speichelstein
calid -us, -a, -um	warm, heiß
Callus	auch Kallus, bindegewebiges Regenerat bei Knochenbrüchen
Calor	Hitze, Wärme, Sympton einer Entzündung
Calvaria	Schädeldach, knöchernes
calvus	kahl, glatzköpfig, Calvitium = Glatze
Canaliculi	Kanälchen, kleine Kanäle
Canaliculus	kleiner Kanal
Canalis	Kanal, Gang, Röhre, Rinne
Canalis alveolaris	Canales alveolares, Kanäle im Kieferkörper, die von den Foramina alveolaria und dem Infraorbitalkanal ausgehen
Canalis caroticus	Schlagaderkanal
Canalis centralis	Zentralkanal innerhalb des Rückenmarks
Canalis facialis	Kanal für den Nervus facialis, er beginnt am Porus acusticus internus und endet am Foramen stylomastoideum
Canalis incisivus	Zwischenkieferkanal oder Schneidezahnkanal, verbindet Mund- und Nasenhöhle dicht hinter den Schneidezähnen

Canalis infraorbitalis	Unteraugenhöhlenkanal, durchzieht die Augenhöhlenfläche des Oberkiefers
Canalis mandibulae	Unterkieferkanal, beginnt am Foramen mandibulae und zieht unter den Zahnwurzeln zum Foramen mentale
Canalis nasolacrimalis	Tränennasenkanal, verbindet Augenhöhle und Nasenhöhle
Canalis palatinus major	Gaumenkanal, unterer Teil des Canalis pterygoideus, vom Gaumenbein und Oberkiefer gebildeter Kanal, früher C. pterygopalatinus
Canalis pterygoideus	Flügelkanal, durchzieht die Basis der Flügelfortsätze des Keilbeins, früher Canalis Vidii
Canalis radicis dentis	Wurzelkanal, zwischen Cavum dentis und Foramen apicale gelegen
Canalis rotundum	Knochenkanal in der Wurzel der großen Keilbeinflügel zum Durchtritt des Nervus maxillaris
Canalis vertebralis	Wirbelkanal innerhalb der Wirbel
Cancer	Karzinom, bösartige Neubildung, Krebs
cancerös	krebsartig
Caninus	dens caninus = Eckzahn
Canities	Ergrauen der Haare durch Pigmentschwund
Capillus	Haupthaar
Capistrum	Notverband bei Kieferbrüchen
Capitulum	Köpfchen, ovale oder rundliche Verdickung am Ende eines Knochens
Caps.	auf Rezepten = Capsula = Kapsel
Caput	Kopf, Haupt, kugelig verdicktes Ende größerer Knochen mit einer Gelenkfläche = Gelenkkopf
Caput mandibulae	Gelenkkopf des Unterkiefers, kopfartige Verdickung am Processus condylaris
Caput mortuum	Totenkopf
Carbo	Kohle
Cardia	Magenmund, Übergang der Speiseröhre in den Magen
cardiac-us, -a, -um	zum Herzen gehörig
cardial	das Herz betreffend
Cardialgie	Magenkrampf
Caries	Fäulnis (cariosus = morsch, mürbe, faul)
Caries dentium	Zahnkaries
Caries akuta	schnellverlaufende Caries
Caries chronica	chronisch langsam verlaufende Caries
Caries humida	feuchte Caries, meist in Milchzähnen

Caries media	kariöse Zerstörung an den äußeren Schichten des Dentins, auch mittlere Karies
Caries nigra	schwarze Karies, dunkle Verfärbung des Dentins, langsam fortschreitender Verlauf
Caries penetrans	bereits in das Pulpencavum vorgedrungene kariöse Zerstörung
Caries profunda	tiefliegende kariöse Zerstörung bis in die Nähe der Pulpa, mit Schmerzsensationen verbunden
Caries rapida	schnellfortschreitende Form der Caries, auch als progressive Karies oder Caries akuta bezeichnet
Caries sicca	trockene Karies mit sehr langsamen Verlauf ohne Erweichung des Dentins, meist in Zähnen mit guter Verkalkung
Caries superficialis	Oberflächenkaries, Schmelzkaries
Caritas	Nächstenliebe, Mildtätigkeit
caritativ	mildtätig
carnivor	fleischfressend
Carnivoren	Fleischfresser
Caro	Fleisch
Caro luxurians	wildes Fleisch, wuchernde Granulationen
Carotis	Kopfschlagader
Carpule	Zylinderampulle; an beiden Enden mit Gummistopfen versehene Glasröhre, mit einem Anästhetikum gefüllt, für Injektionsverfahren mit Carpule — Spritze
Carpus	Handwurzel
Cartilago	Knorpel
Cartilago articularis	Gelenkknorpel
Cartilago cricoidea	Ringknorpel des Kehlkopfes, am oberen Ende der Trachea liegend
Cartilago epiglottica	Kehldeckelknorpel, aus elastischem Knorpel bestehendes Skelett des Kehldeckels
Cartilago mandibularis	auch Meckel'scher Knorpel, der untere Teil des ersten Kiemenbogens im embryonalen Unterkieferbogen
Cartilago thyroidea	Schildknorpel, größter Kehlkopfknorpel, Adamsapfel beim Mann
cartilaginös	knorpelig
Caruncula	Fleischwärzchen, warzenförmige Erhebungen von Bindegewebe
Caruncula-lacrimalis	Drüsenhäufchen am inneren Augenwinkel

Caruncula sublingualis	Wärzchen beiderseits des Zungenbändchens an den Ausführungsgängen der Unterzungen- und Unterkieferspeicheldrüsen = Glandula sublingualis und Glandula submandibularis
Catgut	Fäden für die Wundnaht
Cauda	Schwanz
caudalis	steißwärts, Bezeichnung für die nach dem Steiß zu liegenden Organe des Körpers, im Körper nach unten gelegen, s. kaudal
Causa	Ursache, Grund, Veranlassung
Causa efficiens	wirkende oder treibende Ursache
causal	ursächlich
Caustica	Ätzmittel
causticus	ätzend
Cauterisation	Anwendung von Ätzmitteln zur Zerstörung von Gewebe
cauterisieren	ätzen, durch den Kauter nekrotisieren
cave	hüte dich! vermeide!
Caverna	Höhle
cavernös	Hohlräume enthaltend, schwammig, locker
Cavum	Hohlraum, Höhle
Cavum abdomidale	Bauchhöhle
Cavum articulare	Gelenkhöhle
Cavum cerebri	Gehirnhöhle
Cavum dentis	Zahnhöhle, Pulpenhöhle im Kronenteil des Zahnes, früher Cavum pulpae
Cavum nasi	Nasenhöhle
Cavum oris	Mundhöhle
Cavum oris proprium	eigentliche Mundhöhle innerhalb beider Zahn- reihen und der Rachenenge
Cavum tympani	Paukenhöhle
Cavum pharyngis	Schlundhöhle, von den Schlundwänden um- schlossener Raum
Cavum thoracis	Brustkorbinnenraum, von den Rippen umfaßt und nach unten durch das Zwerchfell begrenzt
cavus, -a, -um,	hohl, gewölbt, umhüllend
Cellula	Zella, kleiner Hohlraum, Verkleinerungsform von Cella
cellular, -is, -e,	aus Zellen bestehend, die Zelle betreffend
cephalicus, -a, -um,	zum Kopf gehörend
Cephalometrie	Schädelmessung, s. Kephalo...
Cera	Wachs
Cera flava	gelbes Bienenwachs
ceratus, -a, -um	mit Wachs überzogen, zusammengeklebt

Cerebellum	Kleinhirn
cerebral, -is, -e,	zum Gehirn gehörig
cerebrospinal, -is, -e,	zum Gehirn und Rückenmark gehörend
Cerebrum	Gehirn
cervical, -is, -e,	den Hals (Zahnhals) betreffend
Cervix	Hals
Cervix dentis	Zahnhals
Ch	auf Rezepten = Charta, Papier, z. B. in charta cerata = gib in Wachspapier
Chalazion	Hagelkorn, Verhärtung am Lidknorpel
Chamäprosopie	Breitgesicht
Chamäzephalie	Flach- und Breitköpfigkeit
Chasmus	Gähnkrampf
Checkbiß	Registrat; gnathologisch: ein zentrischer Checkbiß, auch Centric-Biß, fixiert die Lage des UK zum OK in retrudierter Kontaktposition, wobei das Registrat nur geringe Zahnhöckereindrücke aufweisen darf; prothetisch: bei doppelseitigen Präparationen mit Verlust der Bißhöhe wird ein Checkbiß aus zähplastischer Silikon-Knetmasse nach Fertigstellung der Präparation auf einer Seite dort durchgeführt und somit die entsprechende Kieferrelation erhalten
Cheilion	Mundwinkelpunkt
Cheilitis	Lippenentzündung
Cheilognathopalato-chisis	Lippen-Kiefer-Gaumenspalte, Wolfsrachen
Cheilophagie	Lippenbeißen
Cheiloplastik	Lippenbildung durch plastische Operation
Cheiloschisis	Lippenspalte, Hasenscharte
Cheilosis	Lippenschwellung mit wunden Mundwinkeln
Chemie	Lehre von der Zusammensetzung, Eigenschaft und Umwandlung der Stoffe
Chemie, anorganische	Mineralchemie, Lehre von Stoffen unbelebter Körper
Chemie, organische	Chemie der Kohlenstoffverbindungen
Chemolyse	Auflösung organischer Substanzen durch chemische Reaktionen
Chemotherapie	Behandlung von Infektionskrankheiten mit chemisch-synthetischen Stoffen, welche die pathogenen Krankheitserreger bei geringsten Nebenwirkungen vernichten
Chemotherapeutika	Heilmittel auf chemischer Grundlage

Chiasma opticum	Sehnervenkreuzung
Chiropraktik	Beseitigung verschobener Hals-, Brust- und Lendenwirbel mittels besonderer Handgriffe
Chirurgie	wörtlich = Handarbeit; Teil der Medizin, meist blutige Eingriffe
Chlorodontie	grünlich verfärbte Milchzähne
Chlorophyll	grüner Farbstoff der Blätter
Chlorose	Bleichsucht
chlorotisch	bleichsüchtig
Cholera	ansteckende Magen- und Darmerkrankung
Choleriker	zu impulsiven Handlungen neigender, jähzorniger Mensch
cholerisch	aufbrausend, hitzig
Cholezystitis	Gallenblasenentzündung
Chondritis	Knorpelentzündung
Chondroblasten	knorpelbildende Zellen
Chondrom	Knorpelgewächs
Chondromalazie	Knorpelerweichung
Chorda	Saite, in der Anatomie ein strangförmiges Gebilde
Chorda tympani	Paukensaite, kleiner Zweig des Nervus facialis, geht in den N.lingualis über
Chorda vocalis	Stimmband
Chorditis vocalis	Stimmbandentzündung
Chromatin	basisch färbbare Substanz des Zellkerns
chromatisch	auf Farbe bezüglich
chromogen	Farbstoffe bildend
chromophob	Bezeichnung für Bakterien bzw. Zellen, die sich schwer färben lassen
chronisch	langsam verlaufend, Gegensatz akut
Cicatrix	Narbe
Cilia	Augenwimpern
cinereus, -a, -um,	grau, aschgrau
Cingulum	Gürtel, auch Gürtelrose
Cingulum basale dentis	Schmelzwulst am Zahnhals
circular, -is, -e,	kreisförmig
Circulus	Kreis
circum	ringsherum, nahe bei, ringsum, im Kreise
clausus, -a, -um	geschlossen
Clavicula	Schlüsselbein
Clavus	Hühnerauge
cleido —	in Zusammensetzungen: Schlüsselbein-,
Clunis	Gesäß

Cochlea	Schnecke, Teil des Ohrlabyrinthes
Coagulation	Gerinnung
Coagulum	Gerinnsel, Blutgerinnsel
Cofferdam	Spanngummi zum Abhalten des Speichels, absolute Trockenlegung des Arbeitsfeldes in der konservierenden Zahnheilkunde
collateral, -is, -e	seitlich, nebenbei, in direkter Umgebung befindlich
Collum	Hals
Collum dentis	Zahnhals
Collum mandibulae	Unterkieferhals
Colon	Dickdarm
Colon ascendens	aufsteigender Dickdarm
Colon transversum	Querdarm
Colon descendens	absteigender Dickdarm
Colon sigmoideum	S-förmige Sigmaschleife, die in den Mastdarm übergeht
Color	Farbe
Columna	Säule
Columna vertebralis	Wirbelsäule
Coma	tiefe Bewußtlosigkeit
Combustio	Verbrennung
comitans	begleitend
Commissura	anatomische Verbindung, Vereinigung
Commotio	Erschütterung
Commotio cerebri	Gehirnerschütterung
communicans	verbindend
communicieren	in Verbindung stehen
communis	gemeinsam, gemeinschaftlich
Compacta	feste Substanz der Knochenrinde
Compositio	Zusammenstellung, Mischung
Compressio	Druck
Compendium	Abkürzung
Compensatio	Ausgleich
Concha	Muschel, muschelähnliches Gebilde
Concha auriculae	Ohrmuschel
Concha nasalis	die Nasenmuschel
Conchae nasales	Gesamtheit der über- und hintereinander liegenden Nasenmuscheln
Concretio	Verwachsung
Concretio dentium	Verwachsung von Zähnen, auch dentes concreti
condylaris	zum Gelenk gehörig

Condylion externum und internum	äußerer und innerer Endpunkt des caput mandibulae
Condylus	Gelenkkopf
Confusio dentium	Verschmelzung von Zähnen
congenitus, -a, -um,	angeboren
Congelatio	Erfrierung
Conjunctiva	Augenbindehaut
Conjunktivitis	Entzündung der Augenbindehaut
connatalis	angeboren, auch connatus
cont.	auf Rezepten = contusus = zerstoßen
Contagium	Berührung; Ansteckung
continuus	zusammenhängend, ununterbrochen
contra	gegen
Contusio	Quetschung
Contusio cerebri	Gehirnquetschung
Conus	Kegel
Cor	Herz
Cornea	Hornhaut des Auges
Cornu	Horn
Corona	Krone
Corona dentis	Zahnkrone
coronoides	kronenartig
Corpus	Körper
Corpus alienum	Fremdkörper
Corpus mandibulae	Unterkieferkörper
Corpus maxillae	Oberkieferkörper, Maxilla
Corpusculum	Körperchen
Corrigens	Mittel, das in einer Arznei den Geruch oder Geschmack verbessert
Cortex	Rinde, Schale
Cortex cerebri	Großhirnrinde
Corticalis	Rindenschicht des Knochens, Compacta
Costa	Rippe, Costae = Rippen
Costae verae	wahre Rippen; die ersten sieben, mit dem Brustbein durch einen Knorpel verbundenen Rippen. Sie unterscheiden sich dadurch von den letzten fünf Rippen
Costae spuriae	die letzten fünf Rippen; sie haben keine direkte knorpelige Verbindung mit dem Brustbein
Cover denture	Totalprothese, die den Kieferkamm und primär-überkronte Zähne bzw. Zahnwurzeln bedeckt
Coxa	Hüfte
cranial, -is, -e,	kopfwärts, schädelwärts gelegen
Cranium	knöcherner Schädel

Cranium cerebrale	Hirnschädel
Cranium viscerale	Gesichtsschädel
Craquelierung	Rißbildung
crassus, -a, -um	dick
Crinis	Haar
Crista	Leiste, leistenartige Vorsprünge in der Anatomie
Crista frontalis	median gelegener Knochenkamm innen am Os frontale
Crista infrazygomatica	Unterjochbeinleiste
Crista nasalis	Nasenleiste
Crista zygomaticoalveolaris	Jochbeinalveolarleiste; richtiger: C. infrazygomatica
crudus, -a, -um	roh, unbearbeitet
Cruor	Blutgerinnsel
Crus	Unterschenkel
Crux	Kreuz, Qual, Leid, Plage
Cubitus	Ellbogen
curativ	heilend
Curvatura	Krümmung; Kurvaturlinie = größter Umfang
Curvatura major	große Krümmung; z. B. die nach links und unten weisende Krümmung des Magens
Curvatura minor	kleine Krümmung; z. B. die nach rechts und oben weisende Krümmung des Magens
Cuspidatus	der gespitzte Zahn = Eckzahn
Cuspis	Spitze
cutaneus, -a, -um	die Haut betreffend
Cuticula	Häutchen, Oberhäutchen
Cuticula dentis	Schmelzoberhäutchen
Cutis	Haut
Cyanose	Blaufärbung, Blausucht
cyclisch	kreisförmig, periodisch

Raum für persönliche Ergänzungen:

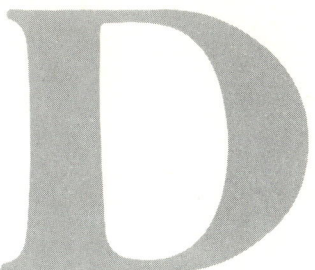

D	auf Rezepten = da, detur = gib
daktyl	Finger und Zehen betreffend
Daktyloskopie	Fingerabdruckverfahren
de...	(lat. Vorsilbe) von, weg, herab
deciduus, -a, -um	hinfällig; (s. Dentes decidui), abfallend
Decubitus	Druckgeschwür; Wundliegen im eigentlichen Sinne
deduktiv	wegführend, ableitend
Defensor-Schiene	Mundschutz für Boxer, defendere — verteidigen
deferens	hinabführend
Deferveszenz	Entfieberung
Defekt	Ausfall eines Teiles, Organes, Gewebes, usw.
defekt	schadhaft, fehlerhaft, unvollständig
Defensive	Verteidigung
defensiv	verteidigend
definitiv	endgültig
definieren	begrifflich bestimmen
Definition	Begriffsbestimmung
deflektieren	ablenken; z. B. werden okklusale Frühkontakte den Unterkiefer am Ende der Schließbewegung nach anterior deflektieren
deformans	verunstaltend
Deformation	Verunstaltung, Verformung, Verkrümmung
Degeneration	Entartung, Ausartung, Verfall
degenerativ	mit Entartung einhergehend
degenerieren	entarten, ausarten
Deglutition	Schluckakt
Dehiszenz	Klaffen, auseinanderweichen
Dekadenz	Niedergang, Verfall, Entartung
dekalzinieren	entkalken

Dekapitation	Trennung des Kopfes vom Rumpf, Enthauptung
dekapitieren	enthaupten; auch gebraucht für das Abtrennen der Zahnkrone von der Wurzel zur Herstellung einer Stiftkrone
Dekompensation	Versagen von organischen Funktionen, z. B. Herzschwäche bei Erkrankung der Herzklappen
Dekortikation	Entrindung, Abtragung der äußeren Knochenschicht
Dekubitalgeschwür	durch Zahnersatz erzeugtes Druckgeschwür
Dekuspidation	Abtragung der Zahnhöcker als Entlastungsbehandlung
deletär	verdorben, schädlich, zersetzt
Delirium	Bewußtseinstrübung mit traumartigen Wahnvorstellungen, vorübergehender Zustand bei Fieber sowie Vergiftungen mit Alkohol und Drogen
Delta apicale	die dreiecksförmige Verzweigung des Wurzelkanals im apikalen Bereich einer Zahnwurzel
Deltakiefer	dreiecksförmiger Oberkiefer, auch Spitz- oder Schmalkiefer, V-förmiger Kiefer
Deltazismus	phonetische Störungen bei D- und T-Lauten
Demarkation	Abgrenzung, Grenzlinie; Begrenzungslinie zwischen pathologischem und gesundem Gewebe = Demarkationslinie
Demastikation	physiologisch bedingte Abkauung, Abrasion
Demineralisation	Abnahme des Körpers an anorganischen Stoffen (Mineralien), Entkalkung, auch Entmineralisierung des Zahnschmelzes; Gegenteil von Remineralisation
Demographie	Bevölkerungskunde, Beschreibung der wirtschaftlichen und sozialen Lebensverhältnisse eines Volkes
Dendriten	anatomisch: Protoplasmafortsätze der Nervenzellen; metallurgisch: Schichtkristalle (Tannenbaumkristalle)
Dens	Zahn; plur.: dentes
Dens bicuspidatus	Prämolar, der zweispitzige Zahn
Dens caninus	Eckzahn, Augenzahn, Dens cuspidatus oder Dens angularis
Dentes concreti	verwachsene Zähne, die durch den Wurzelzement miteinander verbunden sind

Dentes confusi	verschmolzene Zähne, die einen gemeinsamen Dentinkörper besitzen
Dens cuspidatus	Eckzahn, besser: dens caninus
Dentes decidui	Milchzähne; veraltete Bezeichnung: Dentes caduci
Dentes emboliformis	Zapfenzähne; am häufigsten bei oberen seitlichen Schneidezähnen anzutreffen
Dentes geminati	Zwillingszähne; Doppelzahnbildung = Dentes confusi
Dens incisivus	Schneidezahn
Dens in dente	Mißbildung; keine Verschmelzung, sondern das Hineinwachsen eines Zahnkeimes in den noch weichen Keim eines anderen Zahnes
Dentes natales	schon bei der Geburt des Kindes durchgebrochene Zähne des Milchgebisses
Dens molaris multicuspidatus	Mahlzahn, Molar, vielhöckeriger Zahn, großer Backenzahn
Dentes permanentes	bleibende Zähne
Dentes praemolares	Prämolaren, kleine Backenzähne
Dens serotinus	Weisheitszahn
Dentes supernumerari	mißgebildete überzählige Zähne
dental, -is, -e,	die Zähne betreffend, zum Zahn gehörig
Dentalgie	Zahnschmerz
dentatus, -a, -um	gezähnt
Dentifikation	Zahnbildung
Dentikel	Dentinablagerungen im Pulpenraum, auch von normalem Dentin umschlossene Dentikel
Dentimeter	Instrument zur Messung des Zahnstumpf- oder Wurzelumfangs mit Hilfe eines Metalldrahtes
Dentin	Zahnbein, Substantia eburnea
Dentindysplasie	durch eine Anomalie des Dentins stark verkürzte Zahnwurzeln bei voll entwickelter Zahnkrone = „wurzellose Zähne"
Dentitio difficilis	erschwerter Zahndurchbruch, im permanenten Gebiß bei Weisheitszahndurchbruch gebraucht, mit Schwellungen und Schmerzen verbunden
Dentitio duplex	doppelte Dentition
Dentitio fetalis	bereits am Ende der Schwangerschaft durchgebrochene Zähne = dens natales

Dentitio praecox	Durchbruch der Milchzähne vor der normalen Zeit infolge der unmittelbaren Lage der Zahnkeime unter der Mukosa
Dentitio tarda	sehr spät erfolgter Zahndurchbruch
Dentitio tertia	eine dritte Dentition gibt es nicht; nach Verlust der normalen Zahnreihe kann das Durchbrechen eines bisher retinierten Zahnes zur Falschdeutung einer dritten Zahnanlage führen
Dentition	Zahndurchbruch; 1. Dentition = Milchzahndurchbruch, 2. Dentition = bleibende Zähne
dentofacial	Zähne und Gesicht betreffend
dentogen	von den Zähnen ausgehend, von Zähnen verursacht, richtiger = odontogen
dentomaxillär	Zähne und Kiefer betreffend
Denudatio	Entblößung, Bloßlegung, Freilegung, z. B. des Zahnhalses vom Zahnfleisch oder des Dentins von Schmelz infolge Abrasion
Depigmentierung	Farbstoffverlust der Haut, Haare, usw.
Depravation	Verschlechterung, Entartung
Depression	Niedergeschlagenheit
deprimieren	niederdrücken, bedrücken, entmutigen
Deprivation	Entziehung, Entbehrung
Depuration	Säuberung
Derivation	Ableitung
Dermatitis	Hautentzündung
Dermatologie	Lehre von den Hautkrankheiten
Dermatosen	Hautkrankheiten im allgemeinen
dermatotrop	auf die Haut gerichtet, einwirkend
descendens	absteigend, abstammend
desensibilisieren	unempfindlich machen
Desinfektion	Vernichtung ansteckender Krankheitskeime mit chemisch-physikalischen Mitteln; Entseuchung; chem. D. = Formalin, Chlorkalk usw., phys. D. = Abkochen, trockene Hitze, Wasserdampf
Desinfizienz	bakterienvernichtende, desinfizierende Mittel
desinfizieren	keimfrei machen
deskriptiv	beschreibend
Desmodont	zusammenfassende Bezeichnung für die weichen Bestandteile des Parodontiums
desmogen	durch die Einwirkung des Bandapparates entstanden

Desmoid	Bindegewebsgeschwulst
desodorieren	üble Gerüche beseitigen
desolat	trostlos, öde, traurig
Desorganisation	Verwirrung, Unordnung, Zerrüttung
desorientiert	nicht auf dem Laufenden, nicht geordnet, verwirrt
Desoxidation	Entzug von Sauerstoff
desperat	verzweifelt
Destillation	Trennung von Stoffen durch Verdampfung
Destruktion	Zerstörung
destruktiv	zerstörend, bösartig
destruktive orale Prozesse	zerstörende Vorgänge im Mund, z. B. Karies oder Parodontose
Deszendent	Verwandter in absteigender Linie
Detail	Einzelheit
detailliert	ins Einzelne gehend, Einzelheiten gründlich erörtern
Detonation	plötzlicher lauter Knall
Detorsion	Verdrehung
Detritus	Gewebstrümmer, breiige Masse oder körnige Überreste zerfallener Gewebe
Detrusion	detrudo (lat.) = hinabdrängen; in der Prothetik eine Bewegung des Kondylus auf der Laterotrusionsseite: Latero — Detrusion = zur Seite und nach unten.
Detumeszenz	Abschwellung
Deviation	Abweichung vom richtigen Wege, von der Richtung
devital	leblos, tot
Devitalisation	Abtötung der erkrankten Pulpa
Devoration	Schlucken, der Schluckakt
dexter, -ra, -rum	der, die, das rechte, rechts, rechtsseitig
Dextrose	Traubenzucker
Dextrokardie	angeborene Rechtslage des Herzens
dezentralisieren	zergliedern
dezimieren	stark verkleinern
Diabetes	Zuckerkrankheit
Diät	Krankenkost, gesundheitsbezogene Ernährung
Diätik	Gesundheitslehre, bei einer bestimmten Krankheit die zweckmäßigste Lebensweise und Ernährung zu bestimmen
Diagnose	Erkennen einer Krankheit

Diagnosis ex juvantibus	eine Diagnose, die erst nach der Wirkung bereits erfolgter therapeutischer Maßnahmen gestellt wird
Diagnostik	Gesamtheit aller Maßnahmen zur Erkennung eines Krankheitsbildes
diagnostisch	auf die Krankheitserkennung bezüglich
diagnostizieren	die Krankheit erkennen
diagonal	schräg, quer gegenüber, schräglaufend
Diagramm	Zustandsbild, Zeichnung, Umriß, zeichnerische Darstellung
Diameter	(gr.) Durchmesser
diametral	entgegengesetzt
Diaphorese	Schwitzen, Hautausdünstung
Diaphoretika	schweißtreibende Mittel
Diaphragma	Zwerchfell
Diaphyse	Mittelstück eines Röhrenknochens
Dialektik	Fähigkeit, seine Überzeugung geschickt zu verfechten
Diastema	angeborene Lücke zwischen den oberen mittleren Schneidezähnen = Diastema mediale
Diastole	Erweiterung der Herzmuskel im rhythmischen Wechsel mit der Systole
Diathese	Krankheitsbereitschaft
Diatorics	Porzellanbackenzähne, die an der Basis ausgehöhlt und seitlich durchlocht sind zur Verankerung im Basismaterial
Dichoglossie	angeborene Zweiteilung der Zunge
Dichotomie	Zweiteilung
dichotomisch	gabelig, in zwei gleichwertige Teile geteilt
Diencephalon	Zwischenhirn
dienzephal	das Zwischenhirn betreffend
Didaktik	Unterrichtslehre
didaktisch	lehrend, belehrend, lehrhaft
different	verschieden, unterschiedlich, ungleich Gegensatz: indifferent
Differenzierung	Sondierung, verschiedene Entwicklung
diffizil	schwierig, heikel, hochempfindlich
difform	ungestaltig, mißgestaltig
Difformität	Mißbildung
diffundieren	zerstreuen, verschmelzen, langsam hindurchgehen, durchdringen
diffus	ohne scharfe Grenzen, ausgedehnt, ausgebreitet

Diffusion	Mischung, Durchdringung, gegenseitige Verschmelzung
digastricus	zweibäuchig
Digestion	Verdauung
Digestiva	verdauungsfördernde Mittel
digital	mit dem Finger
Digitus	Finger, Zehe
Diktion	Ausdrucks- und Redeweise
dilatieren	erweitern
Dilatation	Ausdehnung einer Höhle oder eines Gefäßes, z. B. des Herzens
Dilazeration	Zerreißung, z. B. eines Zahnkeimes des permanenten Gebisses durch Milchzahntrauma
dilutus, -a, -um,	verdünnt, gelöst
Diosmose	Stoffaustausch durch eine durchlässige (permeable) Membran in beiden Richtungen; Gegensatz: Osmose
Diphtherie	Infektionskrankheit mit 3 bis 5 Tagen Inkubationszeit; Lokalisation: Tonsillen, Uvula, weicher Gaumen
Dioptrie	Einheit zur Bestimmung von Augenfehlern und Brillengläsern
dioptrisch	lichtbrechend
Diphthongie	Doppelstimme, Zwielaut
Diphyodontie	doppelte Zahnung, Säugetiere mit einmaligem Zahnwechsel, die wie der Mensch Milch- und bleibende Zähne besitzen
Diplegia	doppelseitige Lähmung
Diplegia facialis	doppelseitige Gesichtslähmung
Diploe	die der Spongiosa entsprechende Knochenschicht zwischen Lamina externa und Lamina interna speziell beim Schädeldach
Diplopie	Doppeltsehen
Diplosom	doppeltes Zentralkörperchen
Dipsomanie	Trunksucht
direkt	unmittelbar, sofort
Dirigismus	Planwirtschaft zur einheitlichen Lenkung eines wirtschaftlichen Gesamtplanes
dis-, Dis-,	Vorsilbe mit der Bedeutung „zwischen", „auseinander", „ver", „zer"; hat auch einen verneinenden Sinn
Disagio	Abzug vom Nennwert eines Wertpapiers
Discus	Scheibe
Discus articularis	Gelenkscheibe

(handschriftliche Notiz:) / Polyphyodontie öftere Zahnung

Discus intervertebralis	Zwischenwirbelscheibe, Bandscheibe
Diskrepanz	Mißverhältnis, Unvereinbarkeit
Diskriminierung	Verdächtigung, Herabsetzung
Disklusion	sofortiger Verlust des Zahnreihenkontaktes im Seitenzahnbereich bei lateralen Grenzbewegungen einer Eckzahn-geführten Okklusion
Diskussion	Erörterung
Dislokation	Lageveränderung, z. B. bei Zähnen; auch Verschiebung von Bruchenden frakturierter Knochen
dislozieren	verlagern, verschoben, verrenkt
disparallel	nicht gleichlaufend, nicht übereinstimmend
Dispensieren	in der Pharmazie: eine Arznei zubereiten und verabfolgen
Dispersion	Zerstreuung; chemisch: Verteilung von festen Stoffen oder Flüssigkeiten in Gasen oder Flüssigkeiten
Disposition	Einteilung, Gliederung, in der Medizin auch Bereitschaft zu einer Krankheit
Disput	Wortwechsel, Meinungsverschiedenheit
dissecans	spaltend, trennend, zerschneidend
Dissektion	Zergliederung, Zerschneidung; in der Zahnheilkunde die Zerteilung eines devitalen Molaren bis zur Bifurkation und Entfernung eines Wurzelteiles, auch Hemisektion
Dissertation	schriftliche wissenschaftliche Arbeit zur Erlangung der Doktorwürde
Dissimulation	Gegenteil von Simulation; das Bemühen, krankhafte Erscheinungen abzuleugnen
Dissonanz	Mißklang, Zwiespalt
distal	von der Mitte weg; in der Zahnheilkunde die von der Mittellinie abgewandte Seite; in Verbindungen: disto-,
Distalisation	Eckzahnverschiebung im Oberkiefer nach mesial und im Unterkiefer nach distal verursacht durch Lutschen
distoexzentrisch	in der Röntgenlehre: die Einstellung des Zentralstrahles der Röntgenröhre abweichend von der Mittelachse zur Lokalisation von Fremdkörpern oder Wurzelfüllungen mehrwurzliger Zähne; Gegenteil = mesioexzentrisch
distobukkal	der nach hinten und wangenwärts gelegene Teil eines Zahnes

distolingual	nach hinten und zungenwärts gelegen
distooral	nach hinten und mundwärts gelegen
distopalatinal	nach hinten und gaumenwärts gelegen
distovestibulär	nach hinten und wangenwärts gelegen, auch distobukkal
Distomolaren	auch Paramolaren und Retromolaren, überzählige Molaren, meist im Oberkiefer, auf Überproduktion der Zahnleiste zurückzuführen
Distorsion	Verstauchung, Zerrung der Gelenkbänder
Distoversion	in der Kieferorthopädie: Zahnstellung distal seines eigentlichen Platzes
Distraktion	Auseinanderziehen frakturierter Knochen im Streckverband, Auseinanderziehen von Gelenken zwecks Einrenkung
Diurese	Harnausscheidung
Diuretika	harntreibende Mittel
divergieren	auseinandergehen, abweichen
divergent	auseinandergehend, widersprechend
Devergenz	Abweichung, Auseinanderlaufen
Divertikel	Ausbuchtung, Ausstülpung, blind endendes Anhängsel an Hohlorganen (Speiseröhre, Darmwand)
Divination	Ahnungsvermögen
divinatorisch	ahnend, ahnungsvoll, seherisch
Div. in part aequ.	auf Rezepten = Divide in partes aequales: zerlege in gleiche Teile
Dolichouranie	Schmalgaumen
Dolichozephalie	Langkopf
Dolor	Schmerz
Dolor post extractionem	Wundschmerz nach Zahnextraktion, Nachschmerz
dolorus, -a, -um,	schmerzhaft
Domestikation	Übergang des Menschen vom Naturzustand zur Zivilisation
dominant	überdecken
dominieren	vorherrschen, vorwiegen
dorsal	auf den Rücken bezüglich, rückenwärts, im Körper nach hinten gewandt
Dorsum	Rücken
Dorsum linguae	Zungenrücken
Dorsum manus	Handrücken
Dorsum nasi	Nasenrücken
Dorsum pedis	Fußrücken

Dorsum sellae	Rückwand der Hypophysengrube des Keilbeins
Dosis	Gabe, bestimmte Menge einer Arznei
dosieren	die Menge einer Arznei abmessen
Dränage	Ableitung der Exsudate und Wundsekrete (pathologische Flüssigkeitsansammlungen) aus Wunden
Droge	tierische, pflanzliche oder mineralische Rohstoffe für die Heilmittelherstellung
D.S.	auf Rezepten = Da Signa: gib ab und bezeichne
dubios, -us, -a, -um,	zweifelhaft, unsicher
dublieren	verdoppeln
Ductulus	kleiner Gang, Kanälchen
Ductus nasolacrimalis	Tränennasengang
Ductus parotideus	Ausführungsgang der Ohrspeicheldrüse
Ductus sublingualis major	großer Ausführungsgang der Unterzungenspeicheldrüse = Glandula sublingualis, mündet in der Caruncula sublingualis
Ductus submandubularis	Ausführungsgang der Unterkieferspeicheldrüse, mündet in der Caruncula sublingualis
Ductus venosus	bis zur Geburt direkte Verbindung zwischen Nabelvene und unterer Hohlader
duktil	ziehbar, streckbar, dehnbar, verformbar
Duodenum	Zwölffingerdarm
duplicatus, -a, -um,	verdoppelt, doppelt
Dura mater encephali	harte Hirnhaut
durus, -a, -um,	hart
Dynamik	Lehre von den Kräften und den durch diese erzeugten Bewegungen
dynamisch	auf Kräften beruhend
dynamische Okklusion	neuere Bezeichnung für Artikulation, um besonders die Höckerbewegung während der Funktion im Gegensatz zum statischen Zustand der Okklusionszentrik klar herauszustellen (K. H. KÖRBER)
dys-	als Vorsilbe: bezeichnet eine Störung, etwas von der Norm abweichendes
Dysarthrie	Sprachstörung infolge Nerven- und Gehirnerkrankung
Dysartikulation	in der Zahnheilkunde eine gestörte Artikulation der Zahnreihen

Dysfunktion	gestörte Tätigkeit eines Organes
Dyschromasie	teilweise Farbenblindheit
Dysgenese	Fehlentwicklung
Dysglossie	Sprechstörungen durch krankhafte Verände-rungen der Sprechorgange
Dysgnathie	angeborene fehlerhafte Kiefer- und Bißstellung
Dyskranie	Mißbildung des Schädels
Dysodontie	Fehlbildungen in der Zahnanlage
Dysokklusion	fehlerhafte Schlußbißstellung
Dysontogenie	Lehre von den Entwicklungsstörungen
Dysostose	Wachstumsstörung des Knochens, mangelhaf-te Knochenbildung
Dysphagie	Schmerzen beim Schlucken
Dysphasie	Störung der Sprachfunktion
Dysphonie	Störung der Stimme, Heiserkeit
Dysplasie	Mißbildung, Mißgestalt
dysplastisch	mißgebildet
Dyspnoe	Atemnot, Kurzatmigkeit
Dystonie	Störung des vegetativen Gleichgewichtes, be-sonders der Muskeln und Gefäße
Dystopie	Verlagerung von Organen
Dystrophie	Ernährungsstörung mit ihren Folgen
Dyskinesie, orofaziale	Zungenpressen und Lippensaugen an den Zähnen

Raum für persönliche Ergänzungen:

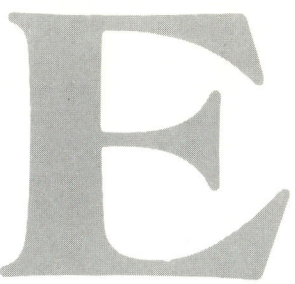

Ebur	Elfenbein
eburneus, -a, -um	elfenbeinern, weiß wie Elfenbein
Eckzahnführung	bei einer lateralen Grenzbewegung des Unterkiefers besteht nur Führungskontakt zwischen den Eckzähnen der Laterotrusionsseite, im Seitenzahnbereich kommt es dabei sofort zu einer Disklusion (engl.: „cuspid protected occlusion")
Edentation	Zahnlosigkeit, oder Entzahnung
edgewise-arch	engl. = Kantenbogen; aktiver Vierkantaußenbogen bei festsitzenden Regulierungen
effektiv	wirklich, wirksam, tatsächlich, vorhanden
efferent	herausführend
efficax	nachhaltig
Effusion	Ausguß, Ausströmung
egal	gleich, gleichgültig
egalisieren	gleichmachen
egozentrisch	nach dem Maßstab des eigenen Ichs handelnd
Ekchondrom	Knorpeltumor, der sich nach außen entwickelt
EKG	Abkürzung für Elektrokardiogramm, s. dort
eklektisch	auswählend
Eklipse	Sonnen- oder Mondfinsternis
Ekstase	Verzückung
Ektasie	Ausdehnung, Erweiterung von Kanälen und Hohlorganen
Ektoderm	das äußere Keimblatt der ersten Keimanlage (Gastrula), aus der sich die epithelialen Gebilde des Körpers entwickeln (Epidermis) sowie das periphere und zentrale Nevensystem; am Zahn ist der Zahnschmelz ektodermalen Ursprungs.

ektodermal	vom äußeren Keimblatt abstammend
Ektodermose	Erkrankungen der vom äußeren Keimblatt abstammenden Gebilde, besonders die Haut
Ektomie	Ausschneidung
Ektopie	Ortsveränderung, Verlegung, Verlagerung von Organen
Ektoskopie	Krankheitserkennung ohne weitere diagnostische Hilfsmittel
ektoskopisch	äußerlich wahrnehmbar
Ektropium	Ausstülpung, z. B. der Lippen
Ekzem	Hautausschlag, nicht ansteckende Hautentzündung, häufig allergisch
elastisch	dehnbar, bieg- und schmiegsam
Elastizität	ist die Fähigkeit eines Stoffes oder Körpers, nach einer Krafteinwirkung seine ursprüngliche Form wieder anzunehmen
Elastizitätsgrenze	ist das Höchstmaß der Krafteinwirkung, die ein Stoff oder Körper erträgt, ohne eine bleibende Formveränderung zu erleiden
Elastomere	Sammelbegriff für elastomere Abformmaterialien auf Polysulfid-, Silikon- und Plyätherbasis
Elektion	Auswahl
elektiv	auswählend, nur bestimmte Teile heranziehend
Elektroden	die Pole einer galvanischen Leitung, Anode = +, Kathode = —.
Elektrochemie	Lehre von den Beziehungen zwischen elektrischen und chemischen Prozessen, z. B. Elektrolyse
Elektrodiagnostik	medizinische Verfahren zur Funktionsprüfung von Nerven und Muskeln
Elektrodynamik	Lehre von den zeitlich veränderlichen elektromagnetischen Feldern
Elektroenzephalographie	EEG, diagnostische Methode zur Registrierung physiologischer und pathologischer Hirnrindenströme, um zerebrale Erkrankungen zu erkennen
Elektrokardiogramm	EKG, Aufzeichnung des Ablaufs der Aktionsströme am lebenden Herzen
Elektrokaustik	Zerstörung von Geweben mittels Hochfrequenzströmen
Elektrolyse	Auflösung oder Zersetzung chemischer Verbindungen durch elektrischen Strom
elementar	ursprünglich, urwüchsig, grundlegend

Elemente	Stoffe, die sich auf chemischem Wege nicht weiter in einfachere Stoffe zerlegen lassen
Elimination	Ausscheidung, Entfernen
eliminieren	unschädlich machen, aussondern
elitär	herausragend, der Oberschicht angehörend
Elongation	Verlängerung
elongierte Zähne	verlängerte Zähne infolge fehlenden Antagonistenkontaktes als häufige Ursache eines Vorkontaktes in der Mediotrusion; kann zu einer massiven Störung des gesamten stomatognathen Systems führen (MOTSCH); s. a. extrudierte Zähne
Embolie	Verstopfung eines Blutgefäßes durch einen Blutpfropf oder Fremdkörper, der sich in einer Gefäßenge festsetzt
Embryo	tierischer oder menschlicher Keim im Anfangsstadium der Entwicklung bis zum 3. Monat so genannt, von da ab Fetus
Embryologie	Lehre der Entwicklungsgeschichte des Individuums vor der Geburt
embryonal	zum Embryo gehörig
emeritiert	in den Ruhestand versetzt
Emeritus	in den Ruhestand versetzter Universitätsprofessor
Emesis	Erbrechen
Emetika	Brechmittel
Emigration	Auswanderung
eminent	hervorragend, ausgezeichnet, außergewöhnlich
Eminentia	Vorsprung, Hervorragung, Knochenerhöhung
Eminentia arcuata	Bogengangserhöhung in der Pyramidenvorderfläche des Os temporale
Eminentia cruciformis	kreuzförmige Knochenerhebung auf der Innenseite des Hinterhauptbeines
Emission	Ausstrahlung, Aussendung, medizinisch: Entleerung
Emotion	Gemütsbewegung
emotional	gefühlsmäßig
Emphysem	Aufblähung, übermäßige Erweiterung der Lungenbläschen
Empirie	Erfahrung
empirisch	erfahrungsgemäß
Emplastrum	Wund- und Heilpflaster

Emplastrum adhaesivum extensum	Heftpflaster
Empyem	Eiteransammlung in einer Körperhöhle, z. B. das Kieferhöhlenempyem
Emulsion	Gemisch von zwei Flüssigkeiten ineinander, die gegenseitig nicht löslich sind
Enamelom	abnorme Schmelzbildung
Enamelum	Schmelz, auch: Substantia adamantina
en bloc	im ganzen
Encephalon	Gehirn
enchondral	im Innern des Knorpels befindlich
Enchondrom	Knorpelgeschwulst an sonst knorpelfreier Stelle
Endemie	Krankheit, die begrenzt vorherrscht
endo-	innen, innerhalb
endermal	in der Haut
en détail	in kleinen Mengen
Endodont	amerikanische Bezeichnung für Pulpa
Endodontie	Pulpa- und Wurzelkanalbehandlung
endogen	im Körper selbst entstehend; Gegensatz: exogen
Endokard	Herzinnenhaut, bildet auch die Herzklappen
Endokarditis	Herzinnenhautentzündung
Endokrinologie	Lehre von der inneren Sekretion
endokrin	mit innerer Sekretion
endonasal	im Innenraum der Nase befindlich
endoneural	im Innern der Nerven
Endoskopie	Untersuchung von inneren Organen mit Hilfe von Spiegeln und Beleuchtung
Endost	faseriges Bindegewebe, das die Knocheninnenwandungen auskleidet
Endothel	einschichtiges Plattenepithel an den Innenflächen von Körperhöhlen und Gefäßen
endotherm	wärmebindend; endotherme Prozesse oder Reaktionen sind Vorgänge, bei denen von außen Wärme zugeführt werden muß
endotracheal	innerhalb der Luftröhre
Energie	Fähigkeit eines Körpers, mit Kraft eine Arbeit zu verrichten
enoral	veraltete Bezeichnung für innerhalb des Mundes, richtiger: intraoral
enorm	außergewöhnlich, übermäßig, außerordentlich
enossal	veraltete Bezeichnung für innerhalb des Knochens, richtiger: intraossal

Enostose	Knochentumor, der sich in die Spongiosa hineinentwickelt
enteral	auf den Darm bezüglich
Enteritis	Darmentzündung
Enteron	Darm
enterogen	vom Darm ausgehend
Entoderm	inneres Keimblatt
Entomologie	Insektenlehre
Enzephalitis	entzündliche Erkrankung des Gehirns
Enzephalographie	röntgenologische Darstellung des Gehirnventrikelsystems sowie des Subarachnoidalraumes zu diagnostischen Zwecken
Enzyme	Fermente; durch die spezifische Wirkung der Enzyme wird der Stoffwechsel ermöglicht
eo ipso	von selbst, ohne weiteres, selbstverständlich
ephemer	eintägig, kurzfristig, vorübergehend
epi-	auf, über, durch, nach
Epidemie	in begrenztem Gebiet auftretende Seuche
Epidermis	oberste Schicht des Hautorgangs, Deckhaut, Oberhaut
Epiglottis	Kehldeckel
Epikard	seröser Überzug der Herzoberfläche
Epikrise	Entscheidung über den Verlauf einer Krankheit
Epilepsie	Fallsucht
Epiphyse	Gelenkende der Röhrenknochen
Epitaxis	Nasenbluten
Epithel	gefäßfreies Zellgewebe, das die äußeren und inneren Oberflächen des Körpers überzieht
epithelial	das Epithel betreffend
epitheloid	epithelähnlich
Epithese	prothetischer Ersatz einer fehlenden Gesichtspartie; Resektions- oder Defektprothese
Eprouvette	Reagenzglas
Epulis	Zahnfleischwucherung
erethisch	reizbar, überreizt
Erethismus	hochgradige Reizbarkeit
ergo	folglich
Ergonomie	Lehre von den Faktoren, die die menschliche Arbeitswelt beeinflussen; die Anpassung der Arbeit an den Menschen und umgekehrt; Arbeitswissenschaft
Erosion	in der Zahnheilkunde: keilförmige Defekte an den Zähnen im Zahnhalsbereich
eruieren	ergründen, ermitteln

Eruption	Ausbruch, Auftreten eines Ausschlags
Erythem	rote Hautfärbung als Vorbote einer Entzündung infolge einer Hyperämie; Prothesendruckstelle im Gaumenbereich
Erythrodontie	rotbraun verfärbte Milchzähne
Erythrozyten	rote Blutkörperchen
essentiell	wesentlich
ethmoidalis, -e,	zum Siebbein gehörig
Eufunktion	eu (gr.) = gut, schön; eine Prothese erfüllt dann die Bedingungen der Eufunktion, wenn sie vom Patienten angenommen, inkorporiert, d. h. unbewusst von ihm als Teil seines Körpers empfunden wird (HOFMANN).
Eugnathie	Bißart mit störungsfreiem Schleifkontakt
Euphorie	subjektives Wohlbefinden eines Schwerkranken
euphorisch	in gehobener Stimmung
Eurygnathie	mongolisches Rassenmerkmal eines breiten Oberkiefers
Euryprosopie	Breitgesichtigkeit
Eutopie	normale Lage der Organe
ex-	aus, heraus, weg; als Vorwort und in Wortverbindungen
exaltiert	überreizt, überspannt, aufgeregt
Exaltation	krankhafte Aufregung
Exanthem	von innen kommender Ausschlag
Exartikulation	Abtrennung eines Gliedes im Gelenk, Gelenkverbindung lösen
Excision	Ausschneidung, z. B. eines Gewebestückes
excidieren	ausschneiden
Exhaustion	Ermüdung, Erschöpfung
Exhumieren	Wiederausgraben einer Leiche
existent	vorhanden, wirklich
existentiell	auf das unmittelbare, wesenhafte Dasein bezogen
Exitus	tödlicher Ausgang, Ende
Exitus letalis	Tod
ex juvantibus	Diagnose aus den heilenden Mitteln
Exkavator	löffelförmige schneidende Instrumente zur Aushöhlung, z. B. zur Entfernung kariösen Dentins
exkavieren	ausschaben
Exkursion	Lehrfahrt
Exmatrikulation	Löschung im Studentenverzeichnis

exogen	aus äußeren Ursachen
Exoglossie	Heraushängen der vergrößerten Zunge aus dem Munde
exorbitant	übermäßig, übertrieben, unerhört
Exostose	Knochenwucherung nach außen, Gegensatz: Enostose
exotherm	wärmeentwickelnd; Gegensatz = endotherm
expandieren	ausdehnen
Expansion	Ausdehnung
expansiv	sich ausbreitend
experimentell	durch Versuche gewonnen
experimentieren	Versuche durchführen
Explantieren	Entfernen eines enossalen oder subperiostalen Implantates, auch Explantation genannt
Exspiration	Ausatmung
Exsudat	Ausschwitzung bei Entzündungen
exsudieren	ausschwitzen
extendieren	ausdehnen
Extension	Ausdehnung
extension for prevention	Kavitätenpräparation nach Black (1891), nach der die präventive Ausdehnung der Kavitäten in gesunde Zahnsubstanz erfolgen muß
extern	außen befindlich, äußerlich, auswärtig
exterior, -us, externus, -a, -um	der, die, das Äußere außerhalb gelegen
Extirpation	Entfernung der Pulpa nach Anästhesie oder Devitalisation, = Vital- oder Mortalextirpation, auch Pulpektomie
extirpieren	entfernen, herausholen
extrahieren	herausziehen
Extraktion	das Herausziehen, z.B. eines Zahnes
extraoral	außerhalb der Mundhöhle
extravertiert	weltoffen, Gegensatz: introvertiert
extrem	äußerst, schrankenlos
extrazellulär	außerhalb der Zelle
Extremitäten	Gliedmaßen
Extrusion	Verlängerung, z.B. von Zähnen = extrudierte Zähne aufgrund fehlender Antagonisten oder infolge kieferorthopädischer Einwirkung
exzentrisch	außerhalb der Mitte gelegen
exzessiv	übermäßig, maßlos, überschwenglich
exzidieren	ausschneiden
Exzision	Ausschneidung
Exzitantia	anregende Mittel

Raum für persönliche Ergänzungen:

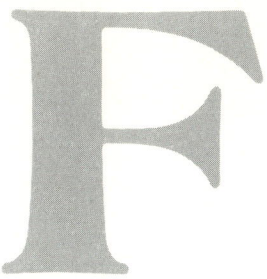

Facette	geschliffene Schrägseite, schräge Schleifkante; in der Zahnheilkunde = Verblendschale oder ausgeschliffener Porzellan- bzw. Kunststoffzahn zu Verblendzwecken
facettieren	seitlich schrägschleifen; z. B. der Facettenschliff bei früher verarbeiteten Porzellanzähnen im Kronen- und Brückenersatz
facialis	das Gesicht betreffend, zum Gesicht gehörig
Facies	Gesicht, Antlitz, Aussehen, Fläche, Oberfläche
Facies anterior	Vorderfläche, Gesichtsfläche
Facies infratemporalis	Unterschläfenfläche
Facies nasalis	Nasenfläche
Facies orbitalis	Augenhöhlenfläche
Facies posterior	Rückfläche
fakultativ	freiwillig, möglich, nach eigenem Ermessen
Fakultas	Lehrbefähigung
Faktum	Tatbestand; de facto = tatsächlich
Faksimile	getreue Nachbildung einer Zeichnung, eines Druckes oder einer Schrift
fakultative Befunde	Befunderhebung am Kauorgan, die nach eigenem Ermessen und zusätzlich zu den obligaten Befunden durchgeführt werden, z. B. der röntgenologische Befund der Kiefergelenke und die photographische Festhaltung der Schlußbißlage vor Beginn der Behandlung (FRÖHLICH/KÖRBER).
falciformis	sichelförmig
Falx	Sichel
Falx cerebri	sichelförmiger Fortsatz der Dura mater encephali

Fascia	derbe Bindegewebshülle, die einzelne Organe umgibt
Fasciculus	Bündelchen; Muskelfaser- oder Nervenbündel
Fasciculus opticus	Sehnervenbündel
Fasciculus atrioventricularis	Bündel von Reizleitungsfasern zwischen Vorhofknoten und Papillarmuskeln = Reizleitungssystem des Herzens
Fauces	Schlund; Isthmus faucium = Rachenenge
Fausse route	falscher Weg; in der Zahnheilkunde Bezeichnung für eine Perforation des Wurzelkanals, die nicht beabsichtigt war: s. a. Via falsa
fazial	das Gesicht betreffend
febril	fiebrig
Febris	Fieber
Fel	Galle
feminin	weiblich
femoralis	zum Oberschenkel gehörig
Femur	Oberschenkelknochen
Fenestra	Fenster
Fermentation	Gärung
fermentieren	durch Gärung veredeln
fetal	zum Fetus gehörig
Fetus	noch ungeborenes Kind
Fibra, Fibrae	Faser, Fasern
Fibrae circulares	zirkuläre Faserbündel um den Zahnhals; früher: Ligamentum circulare
Fibrae dentoalveolares	dento-alveoläre Faserbündel, auch Sharpey'sche Fasern genannt
Fibrillen	feine Fasern, besonders Muskel- und Nervenfasern
fibrillär	feinfaserig, fibrillenartig
Fibrin	Blutfaserstoff, Eiweißstoff im Blut
fribrinös	fibrinhaltig, durch Bildung von Fibrin gerinnend
Fibrinogen	Eiweißsubstanz, aus der sich bei der Blutgerinnung das Fibrin bildet
Fibroblasten	Bildungszellen des Bindegewebes
Fibrocartilago	Faserknorpel
fibrös	aus festem Bindegewebe bestehend
Fibrose	allgemeiner Begriff für eine Bindegewebswucherung
Fibrozyten	aus den Fibroblasten hervorgegangene Zellen, die das faserige Bindegewebe bilden
Fibula	Wadenbein, äußerer Knochen des Unterschenkels
fibularis	zum Wadenbein gehörig

Fiktion	Annahme, Erdichtung, Traumbild
fiktiv	angenommen, erdichtet
Fila	Plural von filum = Fasern
Filamentum	ein submikroskopisches Fäserchen
Fila olfactoria	Riechfäden; kleine Faserbündel aus marklosen Neuriten der Riechzellen, treten durch die Siebbeinplatte und laufen zum oberen Nasenabschnitt in die Riechschleimhaut
filiformis	fadenförmig; z. B. Papilla filiformis der Zunge
Filum	Faden
Fimbria	Franse
fimbriatus, -a, -um,	mit Fransen versehen; z. B. Plica fimbriata = Unterzungenfalte, sägezahnförmige Falte seitlich vom Frenulum linguae
finieren	eine Füllung glätten, Glätten der Ränder einer Gußfüllung
Finierer	rosen-, fissuren-, walzen- und flammenförmige Schleifkörper ohne Querhieb
Finis	Ende
Fissur	Spalte, Spaltbildung, Furche in den Kauflächen der Prämolaren und Molaren; fissura, fissurae
Fissura orbitalis inferior	Spalte zwischen großem Keilbeinflügel und Pars orbitalis des Oberkiefers für den Durchtritt des Nervus infraorbitalis und N. zygomaticus und der Arteria infraorbitalis
Fissura pterygomaxillaris	Knochenfuge zwischen Oberkiefer und der äußeren Lamelle des Flügelfortsatzes des Keilbeins
Fistel	Röhrengang; fistula = Röhre, verbindet ein Organ des Körpers mit der Oberfläche oder nach innen zu anderen Organen der Körperhöhlen, leitet Sekrete ab, wonach die Fistel meist bezeichnet wird
Fistula buccalis	Wangenfistel
Fistula colli	Halsfistel
Fistula dentalis	Zahnfistel
Fistula gingivalis	Zahnfleischfistel
Fistula salivalis	Speichelfistel
Fixation	Befestigung
FKO	Abkürzung für Funktionskieferorthopädie
FKO-Geräte	z. B. Aktivatoren, Bionator nach BALTERS, Kinetor nach STOCKFISCH, Funktionsregler nach FRÄNKEL, Gebißformer nach BIMLER

flavus, -a, -um,	gelb, blond, goldgelb
flexibel	biegsam
Flexura	Biegung, Krümmung
Flora	Pflanzenwelt; gebraucht auch für die Mikrobien in der Mundhöhle = Mundflora
florid	lat.: floridus = blühend; voll entwickelt, stark ausgeprägt, rasch fortschreitend, z. B. floride Karies
flottieren	flattern; Verwendung in der Zahnheilkunde für die starke Beweglichkeit des Zahnfleisches beim Schlotterkamm, besonders im Oberkiefer
fluid	flüssig
Fluidum	Flüssigkeit
Fluktuation	die Bewegung einer Flüssigkeitsansammlung im Gewebe beim Betasten, z. B. bei einem Abszeß
fluktuieren	schwanken, wechseln, wogen, in Zu- und Abgang in Erscheinung treten
Fluoreszenz	das Leuchten mancher Stoffe während der Dauer ihrer Belichtung, z. B. beim Flußspat
Fluoridierung	Anwendung von Fluorverbindungen, z. B. die Fluoridierung des Trinkwassers als Fluor-Prophylaxe
Fluxion	Blutandrang, Wallung
Foetor	schlechter Geruch, Gestank
Foetor ex ore	schlechter Mundgeruch
fokal	auf einen Herd bezüglich
Fokalinfektion	Herdinfektion; von einem Infektionsherd (Zähne, Mandeln, usw) ausgehende Weiterleitung der Infektion auf abgelegene Organe (Herz, Nieren, Gelenke)
Fokus	in der Optik: Brennpunkt; in der Röntgenröhre: bestimmte Stelle an der Anode, an der die Röntgenstrahlen entstehen; in der Medizin meist chronische Entzündungsherde mit weitreichender Wirkung auf ferne Organe
Folia	Blätter; folium — Blatt
Follikel	schlauchförmige Drüse, besonders der Haut
Folliculus	Bläschen, kleiner Schlauch
Folliculus dentis	Zahnsäckchen
Foliculi lingualis	Zungenbälge; die Gesamtheit der unregelmäßig über den Zungengrund verteilten lymphatischen Gewebshaufen (Folliculi lingualis) bilden die Tonsilla lingualis

follikulär	schlauchartig; in der Zahnheilkunde auf das Zahnsäckchen bezogen
Fontanelle	häutige Verbindung der einzelnen Schädelknochen beim neugeborenen Kinde, die große Fontanelle liegt zwischen Stirn- und Scheitelbeinen, die Verknöcherung tritt erst 12 bis 18 Monate nach der Geburt ein
Foramen	Loch; Plural = Foramina
Foramen apicis dentis	Öffnung des Wurzelkanals an der Wurzelspitze
Foramen apicale	gebräuchliche Bezeichnung für Wurzelspitzenloch
Foramen caecum (dentis)	blindes Loch auf den Palatinalflächen oberer Lateraler
Foramen incisivum	Schneidezahnloch hinter den oberen Zentralen im Zwischenkiefer
Foramen infraorbitale	Unteraugenhöhlenloch; vordere Mündung des Canalis infraorbitalis
Foramen jugulare	großes Loch zwischen Os temporale und Os occipitale
Foramen magnum	großes Hinterhauptsloch
Foramen mandibulae	Unterkieferloch, an der Innenseite des aufsteigenden Unterkieferastes
Foramen mentale	Kinnloch, an der Außenfläche des Unterkieferkörpers unter dem zweiten Prämolaren, Austrittsstelle des Nervus mentalis
Foramen ovale	ovales Loch in der Wurzel des großen Keilbeinflügels für den Durchtritt des Nervus mandibularis
Foramen palatinum majus	großes Gaumenloch am Hinterrand des knöchernen Gaumens zwischen Gaumen- und Oberkieferbein, Ende des Canalis palatinus major
Foramina palatina minora	kleine Gaumenlöcher, Öffnungen der Canales palatini minores
Foramen rotundum	rundes Loch im großen Keilbeinflügel für den Nervus maxillaris
Foramen sphenopalatinum	auch Foramen pterygopalatinum; Öffnung oben in die Flügelgaumengrube, führt in die Nasenhöhle
Foramen stylomastoideum	Griffelwarzenloch, liegt zwischen Griffel- und Warzenfortsatz des Schläfenbeins
Foramen vertebrale	Wirbelloch; die foramina vertebralia bilden in ihrer Gesamtheit den Wirbelsäulenkanal
forensisch	gerichtlich, das Gericht betreffend

Formation	Bildung, Gestaltung
formativ	gestaltend
Fornix	Gewölbe
Fornix pharyngis	Schlunddach, Dach des Cavum pharyngis unter dem Keilbein
Fornix vestibuli	Umschlagfalte, Grenze zwischen unbeweglicher und beweglicher Schleimhaut im Mundvorhof
forte	stark, laut
Fossa	Grube, Graben, Vertiefung, Einbuchtung
Fossa canina	Eckzahngrube, Grube unterhalb des Foramen infraorbitale an der Außenfläche des Oberkiefers, Ursprung des Musculus caninus bzw. M. Levator anguli oris (Mundwinkelheber)
Fossa cranii anterior	vordere Schädelgrube; sie reicht von der Stirnwand bis zum kleinen Keilbeinflügel, dient zur Aufnahme des Frontallappens des Gehirns; früher: Fossa cranii frontalis
Fossa cranii media	mittlere Schädelgrube; reicht vom kleinen Keilbeinflügel bis zur oberen Kante der Felsenbeinpyramide; Aufnahme des Temporallappens des Gehirns;
Fossa cranii posterior	hintere Schädelgrube; reicht bis an die hintere Schädelwand, Aufnahme des Kleinhirns; früher Fossa cranii occipitalis
Fossa digastrica	erbsengroße Grube am vorderen unteren Rand der Unterkieferbasis unterhalb der Spina mentalis, als Ansatzstelle des vorderen Bauches des M. digastricus; früher: Fossa musculi biventeris; Zweibauchmuskelgrube
Fossa infratemporalis	Unterschläfengrube; untere Fortsetzung der Fossa temporalis; sie enthält den Processus coronoideus, den Musculus pterygoideus lateralis und den unteren Teil des Musculus temporalis
Fossa glandulae lacrimalis	Grube für die Tränendrüse im seitlichen Augenhöhlenwinkel
Fossa jugularis	Grube neben der Incisura jugularis des Schläfenbeins
Fossa mandibularis	Grube am Schläfenbein für das Gelenkköpfchen der Unterkiefers
Fossa pterygoidea	Grube zwischen der mittleren und äußeren Lamelle des Flügelfortsatzes des Keilbeins

Fossa pterygopalatina	Flügelgaumengrube, zwischen Flügelfortsätzen des Keilbeins, Gaumen- und Oberkieferbein
Fossa temporalis	Schläfengrube
fossil	urzeitlich, versteinert ausgegraben
Fossula	Grübchen, kleiner Graben
Fovea	Grube, leichte Vertiefung, Mulde
Fovea pterygoidea	Grube an der Vorderfläche von Gelenkkopf und Gelenkhals des Unterkiefers, Ansatzstelle für den Musculus pterygoideus lateralis
Fovea sublingualis	Grube vorne oberhalb der Linea mylohyoidea für die Glandula sublingualis
Fovea submandibularis	Grube hinten unterhalb der Linea mylohyoidea für die Glandula submandibularis
Foveola	Grübchen, Verkleinerung von Fovea
Foveola palatina	Gaumengrübchen dorsal am harten Gaumen neben der Mittellinie
fragil	zerbrechlich
Fragment	Bruchstück, Überbleibsel
Fraktur	Knochenbruch
frakturiert	abgebrochen
fraktioniert	aufgeteilt, unterteilt, in Bruchteilen erfolgend
Frankfurter Horizontale	1882 auf dem Anthropologen-Kongreß in Frankfurt/Main eingeführt zur Vereinheitlichung kraniometrischer Methoden; verläuft vom oberen Rand des Porus acusticus externus zum unteren Rand der Augenhöhle
Freeway space	2 bis 4 mm Abstand zwischen oberer und unterer Zahnreihe in der Ruheschwebelage
Frenektomie	auch Frenulektomie, chirurgische Ausschneidung oder Durchtrennung des Lippenbändchens, beonders im Oberkiefer
Frenula buccalia	die Wangenbändchen, auch Frenula lateralia
Frenulum	Bändchen, Plur.: Frenula
Frenulum labii inferioris	unteres Lippenbändchen
Frenulum labii superioris	oberes Lippenbändchen
Frenulum labii superioris anomale	bis zur Papilla incisiva durchgewachsenes Lippenbändchen, u. a. Entstehungsursache eines Diastema
Frenulum linguae	Zungenbändchen
frequent	häufig
Frequenz	Häufigkeit, Schwingungszahl, Besucherzahl
Friktion	Reibung; Reibungshaftung eines Geschiebes oder Teleskopes

Fritten	Schmelzen keramischer Massen, z. B. bei der Mineralzahnherstellung
frontal	die Vorderseite betreffend, parallel zur Stirn
frontalis	auf die Stirn bezüglich, zur Stirn gehörig
Frustration	Versagung, Enttäuschung, Vereitelung
Fuligo	dunkelbrauner Belag auf Zähnen und Mundschleimheit bei langanhaltenden, schwerem Fieber
Functio laesa	gestörte Funktion; nach den 4 klassischen Entzündungssymptomen Hitze — Rötung — Schwellung — Schmerz — folgt die gestörte Funktion
Fundus	Boden, Grund
Fungi	Pilze; Fungus = Pilz, Schwamm
fungistatisch	das Pilzwachstum hemmend
fungizid	die Pilze abtötend
fungiformis	pilzförmig
Funiculus	kleiner Strang
Funktion	Tätigkeit eines Organes, Gewebes oder einer Zelle
funktionell	die Tätigkeit betreffend
fusiform	spindelförmig
Futurologie	Zukunftsforschung

Raum für persönliche Ergänzungen:

Raum für persönliche Ergänzungen:

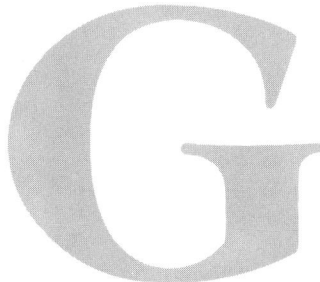

Galea	Haube, Helm; Kopfschwarte
Galea aponeurotica	Sehnenhaube des Schädeldaches
Galvanisation	Anwendung elektrischen Gleichstromes zur Behandlung, 1789 von Galvani für die Behandlung gelähmter Muskeln entdeckt
galvanisieren	auf elektrischem Wege mit einer Metallschicht überziehen, z. B. Verkupfern
Galvanometer	Gerät zum Messen geringer Stromstärken
Ganglienzellen	Nervenzellen
Ganglion	Nervenknoten, Anhäufung von Nervenzellen im Verlauf der Nervenbahnen; Plural = Ganglia, Ganglien
Ganglion ciliare	Augennervknoten, ca. 2 cm hinter dem Augapfel gehört in den Nervenbereich des Nervus ophthalmicus
Ganglion geniculi	sensibles Ganglion am Facialisknie im Felsenbein
Ganglion oticum	unter dem Foramen ovale gelegenes Ganglion, zum N. mandibularis gehörend, schickt sekretorische Fasern zur Glandula parotis
Ganglion pterygopalatinum	am Foramen sphenopalatinum gelegenes parasympathisches Ganglion
Ganglion submandibulare	Unterkieferganglion, gehört zum N. lingualis, liegt über oder vor der Glandula submandibularis
Ganglion trigeminale	früher auch Ganglion semilunare oder G. Gasseri, Ganglion des N. trigeminus (sensibler Teil), liegt an der medialen Felsenbeinvorderfläche in der mittleren Schädelgrube
Gangrän	fauliger, brandiger Zerfall infolge Gewebseinschmelzung; Gangrän der Pulpa = Zersetzung der devitalen Pulpa

gangränös	brandig zerfallen, jauchig riechend
Gaster	Magen, auch Ventriculus
gastrisch	gastro-, zum Magen gehörig
Gastritis	Magenschleimhautentzündung
Gastroenteritis	Magen-Darmentzündung, Brechdurchfall
gastrogen	vom Magen ausgehend
gastrointestinal	Magen und Darm betreffend
Gastroskopie	Magenspiegelung
Gastrotomie	operative Magenöffnung
Gastrospasmus	Magenkrampf
Gemelli	Zwillinge; auch Gemini
Geminatio dentis	Zwillingsbildung von Zähnen
Gen	Plural: Gene, Erbfaktor, Erbgut, Erbeinheit, im Zellkern bzw. in den Chromosomen enthalten
Genese	Entstehung, Entwicklung
Genetik	Lehre von der Entstehung und Entwicklung der Arten, Lehre von der Vererbung
genetisch	die Entstehung betreffend, entwicklungsgeschichtlich, erblich bedingt
genioglossus	vom Kinn zur Zunge ziehend, Musculus genioglossus = Kinnzungenmuskel
geniohyoideus	vom Kinn zum Zungenbein ziehend, Musculus geniohyoideus = Kinnzungenbeinmuskel
Genitalien	Geschlechtsorgane
Genotypus	die Summe aller Gene ist der Genotypus, siehe auch Phänotypus
Genu	Knie; Geniculum = kleines Knie
genuin	angeboren, unverfälscht, natürlich
Genus	Geschlecht, Gattung
Geriatrie	Lehre von den Krankheiten des alten Menschen
Germektomie	Entfernung eines Zahnkeimes als Teil einer kieferorthopädischen Notwendigkeit
Gerodontologie	Lehre von der Zahnheilkunde des Alters, auch Gerontostomatologie
Gerontologie	Lehre vom Altern
Gigantismus	Riesenwuchs
Gingivia	Zahnfleisch
Gingiva mucosa vestibularis	beweglicher und weicher Teil der Schleimhaut, des Mundvorhofs und der Umschlagfalte
Gingiva propria	unbewegliche Schleimhaut auf dem Alveolarkamm, unverschieblich, sehr gut belastbar
Gingivadehiszenz	Zurückweichen des Gingivalrandes und Freilegen der Zahnhälse, besonders vestibulär, infol-

Gingivadehiszenz	ge traumatisierender Okklusion, meist irreparable Schäden im marginalen Parodont einzelner Zähne, auch mit entzündlichen Erscheinungen verbunden
gingival	das Zahnfleisch betreffend
Gingivalsulkus	Zahnfleischfurche, sulcus gingivae
Gingivalrandretraktion	zurückgezogener Gingivalrand als Gingivadehiszenz sowie lokale mechanische Traumen durch Einwirkung von Halteelementen partieller Prothesen, aber auch die Zerstörung marginaler Parondontalgewebe durch direkte Druckeinwirkung von Prothesenrändern, die direkt dem Zahn angelegt sind = unzureichende Parodontienfreiheit
Gingivalrand proliferation	girlandenförmige Wulstbildungen des Gingivalsaumes infolge eines zu geringen Abstandes von Bügel- oder Skeletträndern partieller Prothesen; der chronisch-mechanische Reiz führt dabei zu einer Gewebshyperplasie
Gingivektomie	chirurgische Abtragung der Gingiva bis zum Boden der Zahnfleischtasche, wobei die tiefste Stelle der Tasche zum höchsten Punkt der Gingiva wird
Gingivitis	oberflächliche Entzündung des Zahnfleischsaumes
Gingivitis gravidarum	Schwangerschaftsgingivitis
Gingivitis ulcerosa	geschwürbildende Form der Zahnfleischentzündung
Glabella	Glatze; Teil des Stirnbeins zwischen den Augenbrauen; vorspringender Punkt am unteren Rande des Stirnbeins = kraniometrischer Meßpunkt
glandotrop	auf Drüsen einwirkend
Glandula	Drüse
Glandulae buccales	kleine Speicheldrüsen an der Innenseite der Wangen, Wangendrüsen
Glandulae labiales	kleine Speicheldrüsen an der Innenseite der Lippen, Lippendrüsen
Glandula lacrimalis	Tränendrüse
Glandulae linguales	eine Vielzahl von mukösen, serösen und gemischten Drüsen an Seiten- und Hinterfläche der Zunge

Glandula lingualis anterior	gemischte Drüse in der Zungenspitze mit mehreren Ausführungsgängen an der Zungenunterseite, früher: Glandula apicis linguae
Glandulae mucosae	Schleimhautdrüsen
Glandulae oris	Drüsen des Mundes
Glandulae palatinae	Schleimdrüsen der Gaumenschleimhaut, zwei größere Pakete rechts und links der Mittellinie, Gaumendrüsen
Glandula parathyroidea	hinter der Schilddrüse gelegenes Epithelkörperchen
Glandula parotis	Ohrspeicheldrüse
Glandula pituitaria	Hypophyse; im Türkensattel gelegene Hirnanhangdrüse
Glandulae salives	Speicheldrüsen
Glandulae sebaceae	Talgdrüsen der Haut
Glandula sublingualis	Unterzungenspeicheldrüse
Glandula submandibularis	Unterkieferspeicheldrüse
Glandulae sudoriferae	Schweißdrüsen
Glandulae suprarenales	Nebennieren
Glandula thyroidea	Schilddrüse
glandularis	drüsenartig, zu einer Drüse gehörig
glenoidalis	zur Gelenkgrube gehörend
Globularschicht	Gewebsschicht in der Dentin-Zementgrenze
Glossalgie	Zungenschmerz, Zungenneuralgie
Glossitis	Zungenentzündung
Glossitis traumatica chronica	durch Prothesendruck entstandene Zungenentzündung
Glossodynie	Zungenbrennen; an den Zungenrändern und der Spitze
glossopharyngeus	Zunge und Schlund betreffend
Glossoplegie	halbseitige Zungenlähmung
Glossoptose	Zurücksinken der Zunge, besonders bei Bewußtlosigkeit
Glossoschisis	Längsspaltung der Zunge
Glossospasmus	Zungenkrampf
Glossotomie	völlige oder teilweise operative Entfernung der Zunge
Glottis	aus den beiden Stimmlippen bestehender, stimmbildender Teil des Kehlkopfes

Glykämie	Blutzuckerkonzentration
Gnathion	tiefste Stelle an der Kinnmitte am knöchernen Unterkieferrand
gnathisch	auf den Kiefer bezogen
Gnathodynamo-meter	Kaudruckmesser
gnathogen	vom Kiefer ausgehend
Gnathologie	ist die Wissenschaft der funktionellen Beziehungen des stomatognathen Systems und ihre Beachtung in der zahnmedizinischen Therapie
Gnathometrie	kieferorthopädische Ausmessung des Gebisses
Gnathoschisis	angeborene Spaltung des Oberkiefers
Gonaden	Geschlechtsdrüsen
Gonion	Meßpunkt, am weitesten unten, hinten und außen am Unterkieferwinkel gelegen
graduell	stufenweise, allmählich
graduiert	in Grade einteilen; eine Hochschulwürde erteilen
Granulation	Körnung, Körnchenbildung
Granulationsgewebe	neu gebildetes Narbengewebe
Granulom	in der Zahnheilkunde = apicales Granulom: bindegewebige Kapsel um ein bakterienhaltiges Granulationsgewebe an der Wurzelspitze als Folge einer aus dem Wurzelkanal austretenden Infektion
granulös	körnig
Granulozyten	sie stellen den größten Anteil der Leukozyten des Blutes, entstehen im blutbildenden Knochenmark
Granulum	Körnchen, Plural: Granula
Gravida	die Schwangere
gravierend	erschwerend
grazil	zierlich, schlank
grossus, -a, -um,	grob
Gutta	Tropfen
Guttur	Kehle
guttural	die Kehle betreffend
Gynäkologie	Lehre von den Frauenkrankheiten
Gynäkologe	Frauenarzt

Raum für persönliche Ergänzungen:

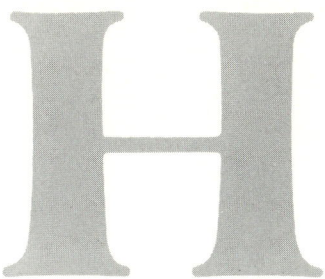

Habilitation	akademische Lehrbefugnis
habituell	oft wiederkehrend, üblich
habituelle Interkuspidation	Zusammenschluß der Oberkiefer- mit den Unterkieferzähnen im maximalen Vielpunktkontakt
habituell saubere Zone	Ausdehnung der Kavitäten in die h. s. Z. (n. WANNENMACHER) zur Vermeidung neuer Ansatzpunkte einer sekundären Randkaries
Habitus	Körperbeschaffenheit, äußere Erscheinung
Haemangoim	Blutgefäßgeschwulst
hämatogen	aus dem Blut entstanden
Hämatogramm	Blutbild
Hämatologie	Lehre vom Blut und den Blutkrankheiten
Hämatom	Blutgeschwulst, Bluterguß; blau-rote Verfärbung der Weichgewebe, Entstehung infolge von Trauma, auch nach Injektionen durch Gefäßverletzung
Hämoglobin	Blutfarbstoff, in den roten Blutkörperchen enthalten
Haemorrhagia	Blutung, Bluterguß, Austritt von Blut aus den Gefäßen, durch die Gefäßwand
hämorrhagisch	zu Blutungen führend
hämorrhagische Diathese	angeborene Anlage zu Blutaustritten aus Haut und Schleimhaut; u. a. Skorbut
Hämostatika	blutstillende Mittel
hämostatisch	blutstillend
Halitus	Atem, Dunst, Hauch
Hallux	Großzehe
Halluzination	Wahnbild, Sinnestäuschung
Halogene	Salzbildner; Fluor, Chlor, Brom und Jod bilden mit Metallen ohne Sauerstoff direkt Salze = Halogenide

Hamulus	Häkchen
Hamulus pterygoideus	hakenförmiger Fortsatz der mittleren Lamelle des Flügelfortsatzes des Keilbeins, umschlungen vom M. tensor veli palatini (Gaumenspanner), der den weichen Gaumen spannt; Ursprung der Raphe pterygomandibularis
Haplodontie	primitive, kegelförmige Zahnform aus Spitze und Wurzel bestehend, bei Reptilien
Headgear-Technik	kieferorthopädische Apparate mit extra-oraler Befestigung an einer Kopf-Kinnkappe
heatless	nichthitzend
Heatless-Steine	hitzelos schleifende Schleifkörper
hektisch	krankhafter Zustand; hohes Fieber verbunden mit fleckiger Wangenröte
hemi-	in Verbindungen: halb-, halbseitig
Hemignathie	Fehlen einer Unterkieferhälfte
Hemisektion	Zerteilung eines devitalen Molaren bis zur Bifurkation und Entfernung eines Wurzelteiles, auch Dissektion
hemisezierte Zähne	geteilte und teilweise entfernte Zähne bzw. Zahnwurzeln
Hemisphäre	Halbkugel
Hepatitis	Leberentzündung
Hepar	Leber
Herbivoren	Pflanzenfresser
hereditär	erblich, vererbt
Heredität	Erblichkeit, Vererbung
Heredopathie	Erbkrankheit
Herpes simplex	Bläschenflechte, Virusinfekt
Herpes labialis	Bläschenausschlag auf den Lippen verbunden mit Fieber, Grippe, Angina
Herpes zoster	Gürtelrose
Heterodontie	Gebiß mit verschiedenartigen Zähnen ausgestattet
heterogen	verschiedenartig
heterolog	abnorm, ungleichartig
heteronom	ungleichwertig
heteromer	aus verschiedenartigen Teilen bestehend
Heterotopie	Gewebsentstehung an falscher Stelle, auch verlagerte Zähne
Hexadaktylie	sechs Finger an einer Hand
Hiatodontie	offener Biß, obere und untere Schneidezähne berühren sich nicht
Hiatus	Öffnung

Hiatus maxillaris	große Öffnung in der medialen Knochenwand der Oberkieferhöhle
Hilus	Gefäßeintrittsort, Vertiefung an der Oberfläche des Organs
hinge-axis	(engl.) Scharnierachse; 1921 von McCollum erstmals als „terminal hinge axis" bezeichnet
histioid	gewebsähnlich
Histologie	Gewebelehre; Lehre vom mikroskopischen Bau der Gewebe
Histolyse	Gewebsauflösung; Gewebseinschmelzung bei pathologischen Prozessen
Histopathologie	Lehre von den krankhaften Gewebsveränderungen
Homo	der Mensch
homo-, homöo-, homoio-,	als Vorsilbe: gleichartig
Homodontie	mit gleichartigen Zähnen versehenes Gebiß
Homöopathie	Heilverfahren mit stark verdünnten Mitteln, die in stärkeren Dosen bei Gesunden ähnliche Symptome hervorrufen wie die Krankheit, von Samuel Hahnemann (1755—1843) eingeführt
homogen	gleichartig
homogenisieren	als Wärmebehandlung von Dentallegierungen = Ausgleichsglühen
homolog	gleichwertig; Gegensatz: heterolog
horizontal	waagerecht
hormonal	auf Hormone bezüglich
Hormone	organische Stoffe, die in den innersekretorischen Drüsen gebildet und über Blut, Lymphe oder nerval in den Körper überführt werden
human	menschlich, menschenfreundlich
Humanität	Menschlichkeit, Menschenliebe, Geist der Wohltätigkeit
humanistisch	altsprachlich, Latein und Griechisch betreffend
Humerus	Oberarmknochen
humidus	feucht, naß
humoral	in Körperflüssigkeiten enthalten
Humoralpathologie	die Lehre, daß alle Krankheiten durch fehlerhafte Beschaffenheit der Körpersäfte entstehen, Gegensatz: Zellularpathologie
hybrid	zusammengesetzt, gemischt
Hybridprothese	totale Ober- oder Unterkieferprothese, unter der noch natürliche Zahnreste vorhanden sind

	und somit diese totale Prothese parodontal-gingival getragen wird
hydraulisch	durch Wasserkraft bewegt, auf Wasser bezüglich
hydro-	als Vorsilbe = Wasser
Hydrokolloid	thermoplastische Abformmasse als gelartige elastische Masse in Metalltuben, bildet bei Erhitzen ein dünnflüssiges Sol
Hydrolyse	die durch Wasser hervorgerufene Spaltung chemischer Verbindungen
hydrophil	wasser-aufsaugend
hydrophob	wasserabstoßend
hydrostatisch	den Wasserdruck betreffend
Hydrotherapie	Heilbehandlung durch Wasser, Bäder
Hygiene	Gesundheitslehre
hygroskopisch	wasseranziehend
hyoideus	zum Zungenbein gehörig
Hypästhesie	herabgesetzte Empfindung
Hypalgesie	Herabsetzung der Schmerzempfindung
hyper-	in Zusammensetzungen das Übermaß bezeichnend = über, hinaus; Gegensatz = hypo-
Hyperämie	Blutfülle in einem Körperteil; aktive oder arterielle Hyperämie entsteht durch vermehrten Zustrom des Blutes, passive oder venöse Hyperämie entsteht durch verringerten Blutabfluß, auch Stauungshyperämie
Hyperämie der Pulpa	arterielle Blutüberfüllung der Pulpa bedingt durch bakterielle, mechanische oder thermische Reize
hyperämisch	blutüberfüllt
Hyperalgesie	gesteigerte Schmerzwahrnehmung
Hyperbalance	totale Überbalance auf der Mediotrusionsseite (Balanceseite); sie ist eine Folge zu steiler Balanceführungen an den Molaren; jede Hyperbalance beansprucht die Kiefergelenke dysfunktionell, wodurch Parafunktionen stimuliert werden und Schäden am Parodont entstehen können (GERBER)
hyperchrom	übermäßig gefärbt
Hyperfunktion	Überfunktion
Hyperglobulie	vermehrte Ansammlung von roten Blutkörperchen
Hyperkinese	Bewegungsstörung
Hypermotilität	Überbeweglichkeit, Bewegungsdrang

Hyperodontie	Überzahl von Zähnen
Hyperostose	diffuse Knochenwucherung, nach außen als Exostose, nach innen als Enostose
Hyperpituitarismus	Erkrankung durch Überfunktion der Hypophyse
Hyperplasie	krankhafte Vermehrung der Zellzahl
hyperpyretisch	höchste, meist tödliche Körpertemperatur
hypersensibel	überempfindlich
Hypertonie	Bluthochdruck
Hypertrophie	Überernähung, krankhafte Vergrößerung eines Organs durch Vergrößerung der Zellen
Hyperventilation	Beschleunigung der Atmungstätigkeit
Hyperzementose	Wurzelzementverdickung, speziell apical
Hypnose	schlafähnlicher Zustand durch Suggestion
Hypnotika	Schlafmittel
hypo-	in Zusammensetzungen eine Verminderung anzeigend = unter, zu wenig; Gegensatz = hyper-
hypochrom	zu schwach gefärbt
Hypodontie	Unterzahl von Zähnen
Hypogenie	Unterentwicklung des Unterkiefers
hypoglossus	unter der Zunge gelegen
Hypognathie	Unterentwicklung des Oberkiefers
Hypomochlion	Drehpunkt
Hypophyse	Hirnanhang, endokrine Drüse, Glandula pituitaria, Hypophysis cerebri
Hypoplasie	unvollkommene Ausbildung von Geweben oder Organen, z. B. bei Zähnen = Schmelzhypoplasie
hypoplastisch	unterentwickelt, verkümmert
Hypothermie	Unterkühlung
Hypothese	unbewiesene Annahme
hypothetisch	mutmaßlich
Hypotonie	Blutdruckverminderung
Hypotrophie	Unterernährung
Hypoxämie	auch Hypoxie; Absinken des Sauerstoffdruckes im Blut
Hypothyreose	Unterfunktion der Schilddrüse
Hysterie	krankhafte Reizbarkeit, Psychoneurose
hysterisch	übermäßig reizbar

Raum für persönliche Ergänzungen:

iatrogen	durch ärztliche Einwirkung entstanden
identisch	übereinstimmend
ignorieren	nicht beachten, unwissend sein
Ignoranz	Unwissenheit
Ikterus	Gelbsucht
illegal	ungesetzlich
Illusion	Trugbild, Wunschbild
illusorisch	trügerisch, vergeblich
Image	(engl.) Eindruck, Leitvorstellung
imaginär	eingebildet, vermeintlich, gedacht
Imitation	Nachahmung, unechtes Ergebnis
immediat	unmittelbar
Immediatprothese	Sofortprothese, die unmittelbar nach Extraktion der natürlichen Zähne eingesetzt wird
immediat side shift	(engl.) unmittelbare Seitwärtsbewegung, ISS, nach LUNDEEN; der gesamte Unterkiefer führt gelegentlich primär eine Seitwärtsbewegung aus und erst anschließend erfolgt die Differenzierung in Laterotrusions- und Mediotrusionsseite
Immobiliesierung	Ruhigstellung beweglicher Sachen; in der Prothetik = primäre Schienung präparierter Restzähne als absolute Zwangsverblockung
immun	unempfänglich gegenüber Infektionskrankheiten; auch gerichtlich unantastbar
Immunität	Unempfindlichkeit des Körpers gegen Ansteckung
Immunisierung	Schutz vor Krankheiten durch Impfung mit immunisierenden Stoffen
impaktiert	eingeklemmt, eingekeilt
impaktierte Zähne	infolge Platzmangel nicht durchgebrochene Zähne

imperfectus	unvollendet, unvollständig, unvollkommen
impermeabel	undurchlässig
Implantat	in den Körper eingepflanztes Stück aus körpereigenem oder körperfremden Material, in der Zahnheilkunde als enossale Schrauben-implantate und subperiostale Gerüstimplanta-te bekannt
implantieren	einpflanzen, einsetzen
Implantation	Einpflanzung von Haut- und Knochenstücken sowie Fremdkörpern in den menschlichen Organismus; s. a. Replantation und Transplantation
Implantologie	Lehre über das Einpflanzen von Fremdmaterial in Ober- und Unterkiefer zur Aufnahme von Zahnersatz
imprägnieren	wasser- oder luftdicht oder auch feuerfest machen
Impression	Eindruck; in der Prothetik = adaptierte Impressionen, d. h. angedeutete Höcker- und Incisalkanteneindrücke in Wachsregistraten beim Registrieren der terminalen Scharnierachsen-position
improvisieren	ohne Vorbereitung oder aus dem Stegreif etwas vortragen, im unvorhergesehenen Augenblick etwas regeln
Impuls	Antrieb, Anregung, Anstoß
impulsiv	lebhaft, leidenschaftlich
inaktiv	untätig, unwirksam
inaktuell	unzeitgemäß
inaktzeptabel	unannehmbar
Inaugural-dissertation	wissenschaftliche Abhandlung zur Erlangung der Doktorwürde
inaugurieren	einweihen, feierlich eröffnen
incipiens	lat. = incipio: anfangen, beginnen
Incisivus	Schneidezahn; Dens incisivus
Incisura	Einschnitt
Incisura mandibulae	Einbuchtung zwischen Processus condylaris und Processus coronoideus des Unterkiefers
Incisura pterygoidea	Einschnitt zwischen Lamina lateralis und medialis des Processus pterygoideus
Incus	der zwischen Hammerkopf und Steigbügel eingefügte Amboß; Gehörknöchelchen
Index	Verzeichnis; auch Preisstand; Lebensindex
indifferent	unerheblich, bedeutungslos, neutral

Indigestion	Verdauungsstörung, Magenverstimmung
Indikation	Heilanzeige, Anwendungsgrund, Gegensatz = Kontraindikation
indirekt	mittelbar; in der Prothetik = indirekte Gußfüllung als Wachsmodellation in einem Modellstumpf entstanden
indiskret	nicht verschwiegen, schwatzhaft
indiskutabel	ohne Erörterung abzulehnen
indisponiert	mißstimmig, nicht aufgelegt, unpäßlich
individuell	auf den Einzelnen bezüglich
Individuum	Einzelmensch, Einzelner
indiziert	angezeigt; s. a. Indikation
indolent	teilnahmslos, schmerzlos, gleichgültig
in dubio	im Zweifel
in dubio pro reo	im Zweifelsfall für den Angeklagten
in duplo	doppelt, in Zweitschrift
induriert	verhärtet
in effectu	nach der Wirkung zu schließen
ineffektiv	unwirksam
inegal	ungleich
inexakt	ungenau
in extenso	ausführlich, ungekürzt
in facto	wirklich
infantil	kindlich
Infantilismus	Abbruch der geistigen oder körperlichen Entwicklung auf der Stufe des Kindes
Infarkt	Durchblutungsstörungen infolge Arterienverschluß
Infektion	Ansteckung, Eindringen von Bakterien in den Organismus
infektiös	ansteckend
inferior	der, die, das untere; weiter unten gelegen
infiltrieren	eindringen, einsickern, durchtränken
infizieren	anstecken, befallen
Inflammation	Entzündung
Influenza	Bezeichnung für Grippe
infra-	als Vorsilbe = unterhalb, unter
Infraktion	unvollständiger Knochenbruch
infraorbitalis	unterhalb der Augenhöhle gelegen
Infrastruktur	Unterbau; medizinisch: z. B. der innere Aufbau einer Zelle; wirtschaftlich: Gesamtheit der Anlagen und Einrichtungen einer Volkswirtschaft, die mittelbar der Gütererzeugung dienen

Infusion	Eingießung; Einführung von Flüssigkeit in den Darm, unter die Haut, in Venen oder Körperhöhlen
Ingestion	Nahrungsaufnahme
Ingrediens	Mischungsbestandteil, z. B. eines Medikamentes; auch Zutat
inhalieren	einatmen
inhibieren	untersagen, verhindern
inhomogen	ungleichartig, verschiedenartig
inhuman	unmenschlich
in finitum	bis ins Unendliche, ohne Aufhören, unbegrenzt, grenzenlos, unendlich
Initia	Anfänge, Anfangsgründe
Initial-	in Zusammensetzungen: Anfangs-
initiale Kariesläsionen	Anfangsstadium einer Karies in Form von Schmelzaufrauhungen infolge Entmineralisierung des Zahnschmelzes
Initialsymptome	Anfangserscheinungen einer Krankheit
Initiative	Anstoß, selbständiges Vorgehen, geistiger Antrieb
Injektion	Einspritzung; z. B. intramuskuläre —, intravenöse — oder subcutane Injektion von Flüssigkeiten oder gelöster Arzneimittel unter Druckanwendung
injizieren	einspritzen
inkognito	unerkannt, unter fremden Namen
inkohärent	unzusammenhängend
inkompatibel	unverträglich, z. B. Arzneimittel
inkompetent	unzuständig
inkongruent	ungleich, nicht übereinstimmend
Inkongruenz	Formverschiedenheit, z. B. des Ober- und Unterkiefers
inkonsequent	folgewidrig
Inkonsequenz	innerer Widerspruch
inkonstant	unbeständig
Inkorporation	Eingliederung, z. B. einer Prothese
inkorporieren	eingliedern
Inkrete	Hormone, die von einer innersekretorischen Drüse in das Blut abgegeben werden; Drüsenabsonderungen
Inkubation	Zeitspanne zwischen Ansteckung und Ausbruch einer Infektionskrankheit
inkurabel	unheilbar
Inlay	(engl.) gegossene Einlagefüllung
in loco	am Orte

in margine	am Rande
in medias res	zur Sache selbst, direkt in das eigentliche Anliegen hinein
in memoriam	zum Andenken
Innervation	Versorgung eines Gewebes oder Körperteiles mit Nerven
innervieren	mit Nerven versorgen, mit Nerven durchziehen
inoffiziell	nicht amtlich
inoffiziös	halbamtlich
Inokulation	Einimpfung, Einpflanzung, Einbringen eines Krankheitserregers in den Organismus
inoperabel	durch Operation nicht heilbar
inopportun	unzweckmäßig
in persona	persönlich
in petto	in Bereitschaft, auf Vorrat
in pleno	in voller Versammlung
in praxi	in der Praxis, in Wirklichkeit, praktisch
Insektizide	Insekten abtötende Stoffe
insensibel	unempfindlich
Insertio	Ansatz; Ansatzstelle eines Muskels am beweglichen Knochenteil
insipidus	geschmacksfrei, geschmacklos
in situ	in bestimmter Lage; in der Prothetik = in Ruhelage auf dem Gipsmodell, nicht in Funktion
inskribieren	in eine Liste aufnehmen; in die Studentenliste eintragen
Inskription	Aufnahme als Mitglied einer Hochschule
insolent	ungebührlich
insolubel	unlöslich
Insomnie	Schlaflosigkeit
in spe	künftig; z. B. Meister in spe = angehender bzw. künftiger Meister
Inspektion	Besichtigung
Inspiration	Einatmung; auch Eingebung, Erleuchtung
inspizieren	besichtigen, beaufsichtigen, prüfen
instabil	unbeständig
in statu nascendi	in der Entwicklung, im Entstehen
Instinkt	unbeirrbares Gefühl; Reaktionsbereitschaft
instinktiv	unwillkürlich
Insuffizienz	Unzulänglichkeit, ungenügende Funktion eines Organs
Insult	plötzlicher Krankheitsanfall
in summa	insgesamt
intakt	unversehrt, wohlerhalten

Intarsien	Einlegearbeit mit andersfarbigen Hölzern, Elfenbein, Metall usw. in Holz
Intarsienklammer	Klammer, die einer Krone erst ihre eigentliche anatomische Form gibt, also in die oralen und vestibulären Flächen der Krone eingelegt ist, z. B. Ankerbandklammer; breitflächiger oraler Umlauf an Krone als Verankerungselement eines herausnehmbaren Zahnersatzes, der die Krone erst zu ihrer eigentlichen anatomischen Form vollendet
integrieren	ergänzen, ein Ganzes bilden
Integumentum commune	die aus 3 Schichten bestehende äußere Haut (Ober- und Lederhaut und das Unterhautfettgewebe), bedeckt eine Fläche von ca. 1,8 qm
Intellekt	Verstand, Urteilsvermögen, Denkvermögen
intensiv	kräftig, wirksam, durchdringend
intensivieren	verstärken, steigern
Intention	Absicht, Zweck, Bemühung
inter-	zwischen
Interalveolarlinie	Verbindende der Kieferkammitte von Ober-und Unterkiefer; Ober- und Unterkiefermodell werden dabei von dorsal betrachtet. Sie bildet mit der Kauebene intraoral den Kammstellungswinkel
interdental	zwischen den Zähnen
Interdentalpapille	Bestandteil des marginalen Parodonts, füllt den Interdentalraum aus
Interdentalraum	oraler und vestibulärer Raum zwischen zwei nebeneinanderstehenden Zähnen
interdigital	zwischen den Fingern oder Zehen
Interferenzen, okklusale	störende Kontakte zwischen Ober- und Unterkieferzähnen, welche die harmonischen Bewegungsabläufe im Sinne der organischen Okklusion stören und den einzelnen Zahn extraaxialen Belastungen aussetzen (GUTOWSKI)
interim	einstweilen, vorübergehend
Interimsprothese	Prothese, die angefertigt wird, um die Zeit bis zur Eingliederung des definitiven Zahnersatzes zu überbrücken
interkostal	zwischen den Rippen
interkurrent	dazukommend, hinzutretend
Interkuspidation, habituelle	Zusammenschluß der Oberkiefer- mit den Unterkieferzähnen im maximalen Vielpunktkontakt (früher: habituelle Okklusion, zentrische Okklusion, Schlußbißstellung); auch Interkuspidationsposition oder IKP

interlock	(engl.) ineinandergreifen, ineinanderhaken; in der Prothetik: individuell gefertigte Geschiebefräsung im Approximalbereich eines gefrästen Ankers; Zwillings-RS-Geschiebe
intermaxillär	zwischen Ober- und Unterkiefer; z. B. in der Kieferbruchschienung verwendete intermaxilläre Ligaturenverbindungen
intermaxillar	zwischen den beiden Hälften des Oberkiefers gelegen, z. B. Sutura intermaxillaris
intermediär	dazwischenliegend, vermittelnd
Intermedium	Zwischenzeit
intermittierend	zeitweilig aussetzend, unregelmäßig arbeitend; in der Kieferorthopädie: intermittierend einwirkende Kräfte geben durch gewisse Pausen dem Parodontium die Möglichkeit, sich zu erholen; im Gegensatz dazu die kontinuierlichen Kräfte bei festsitzenden kieferorthopädischen Apparaten
intern	innen, innerdienstlich, vertraulich
Internist	Facharzt für innere Krankheiten
Interokklusal-abstand	Zahnreihenabstand mit einem individuellen Zwischenraum von 2 bis 4 mm in der Ruheschwebelage des Unterkiefers, auch als freeway space bezeichnet
interpretieren	auslegen, vortragen, erläutern, übersetzen
interprismatische Substanz	organische Kittsubstanz zwischen den Prismen des Zahnschmelzes
interpunktieren	Satzzeichen setzen
interradikulär	zwischen den Zahnwurzeln
Interregnum	Zwischenregierung, Zwischenherrschaft
Interruption	Unterbrechung, Störung
Intervall	Zwischenzeit, Pause, Abstand
intervenieren	vermittelnd eingreifen
intervertebralis	zwischen den Wirbeln liegend
intolerant	unduldsam, unverträglich
in toto	im ganzen
Intoxikation	Vergiftung
intra-	innerhalb
intraartikulär	innerhalb der Gelenkkapsel
intrakanalär	innerhalb eines Wurzelkanals
intrakoronal	innerhalb der Krone; z. B. ein Geschiebe innerhalb einer Metallkrone für eine Brückenteilung oder zur Befestigung eines herausnehmbaren Zahnersatzes

intrakraniell	innerhalb der Schädelhöhle
intrakutan	innerhalb der Haut, in der Haut
intramaxillär	innerhalb eines Kieferbogens
intramolekulär	innerhalb eines Moleküls
intramuskulär	innerhalb des Muskels
intraoral	innerhalb der Mundhöhle
intraossal	innerhalb des Knochens
intravaskulär	innerhalb der Gefäße
intravelar	innerhalb des Gaumensegels
intravenös	innerhalb der Venen
intravital	während des Lebens
intrazellulär	innerhalb einer Zelle
Introitus	Eingang
introvertiert	nach innen gekehrt
intrudierte Zähne	als Unfallfolge bei Milchzähnen oder durch übermäßige axiale Belastung und Knochenresorption in den Alveolarfortsatz gedrängte Zähne; Gegensatz: extrudierte Zähne
Intrusion	Eindringen, Hineintreiben, Versenken
Intuition	Erkenntnis, unmittelbare Anschauung
intuitiv	unmittelbar erkannt
invertieren	umkehren; invertierte Zähne = gekippte Z.
in vitro	im Glase, im Versuch, im Reagenzglas
in vivo	im Leben, im Körper
inzidieren	einschneiden
inzisal	in Richtung Schneidekante gelegen; incisal
Inzisalführung	eine Führung des Unterkiefers durch Gleiten der Unterkieferfrontzähne an den Oberkieferfrontzähnen während einer reinen Protrusion; auch sagittale Schneidezahnführung
Inzision	Einschnitt
Ionophorese	elektrochemische Methode zur Sterilisation keimhaltiger Wurzelkanäle
Iris	Regenbogenhaut; individuell verschieden gefärbte runde Scheibe mit einer zentralen Öffnung = Pupille
irrational	nicht vernunftgemäß
irreal	unwirklich
irregulär	unregelmäßig
irreparabel	unersetzlich, unheilbar
irreponibel	nicht an die richtige Stelle zurückzubringen
irreversibel	nicht umkehrbar; z. B. Abformmaterialien
Irritation	Reizung; z. B. eine minimale Irritation stimuliert Pulpenzellen zur Bildung von Sekundär-

	dentin, starke Irritationen (Wärme) lösen eine Hyperämie aus und können zum Pulpentod führen
Ischämie	lokale Blutleere
isochron	gleichzeitig
isognath	gleichgroße obere und untere Zahnbogen, häufig bei Raubtieren
Isolation	Abdichtung, Umhüllung
Isolyse	Gewebsauflösung
isomorph	gleichgestaltig
isotherm	die gleiche Wärme behaltend
isotonisch	von gleichem osmotischen Druck
Isthmus	verengte Stelle
Isthmus faucium	Rachenenge
...itis	spezifische Wortendung für entzündliche Erkrankungen

Raum für persönliche Ergänzungen:

Jejunum	Leerdarm
Jig	Frontzahn — Jig, Frontzahnreiter; Kunststoffschiene auf oberen Schneidezähnen, auf die alle unteren Schneidezähne gleichmäßig ca. 10 min lang aufbeißen und gleichzeitig im Seitenzahngebiet eine Disklusion entsteht, um eine Orientierung des Unterkiefers in retraler Kontaktposition zu erreichen und zentrische Vorkontakte einschleifen zu können. Empfohlen bei Patienten mit neuromuskulären Störungen sowie bei stark gelockerten Seitenzähnen (MOTSCH)
Jodismus	Jodvergiftung
Joule	Einheit der elektrischen Energie; ab 1. 1. 1978 statt Kalorie, Einheitenzeichen: cal, jetzt 1 cal = 4,1868 J
Juga alveolaria	durch die Alveolen hervorgerufene Vorwölbungen an den vestibulären Flächen der Kiefer
jugularis	die Drosselgrube betreffend
Jugulum	Drosselgrube; grubenförmige Vertiefung am Hals über dem Brustbein
Jugum	Joch, Erhabenheit; Plural: Juga
Junctura	Naht, Verbindung
Junctura synovialis	gelenkige Knochenverbindung
juvenil	jugendlich, jung, unerwachsen
justieren	einstellen, eichen, zurichten; halbjustierbare (Whip-Mix, Dentatus, SAM) und volljustierbare (Stuart, Denar, TMJ) Artikulatoren

Raum für persönliche Ergänzungen:

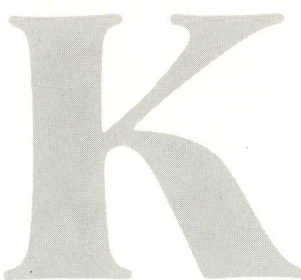

Kachexie	schlechter körperlicher Zustand mit Kräfteabbau
Kallus	Callus; nach Knochenbrüchen entsteht aus dem Bindegewebe der Periostes Kallus; er umschließt die Bruchenden von außen
Kalorie	Einheit der Wärmemenge; Maßstab des menschlichen Energieumsatzes; s. a. Joule
Kalzifikation	Verkalkung
Kalzination	in Kalk umwandeln, = kalzinieren
kanalikulär	einen kleinen Kanal betreffend, z. B. Wurzelkanal
Kanüle	Fachbezeichnung für Injektionsnadel, d. h. Hohlnadel für Injektionen
Kapillaren	Haargefäße, feinste Blutgefäße, verbinden das arterielle mit dem venösen System
kardial	das Herz betreffend
kardiogen	durch das Herz verursacht
Kardiologie	Lehre vom Herzen und seinen Erkrankungen
kardiovaskulär	Herz- und Blutgefäße betreffend
Karenz	Sperr- oder Wartezeit; Entbehrung
Karies	Zahnfäule; s. a. Caries dentium
kariesprotektiv	vor Karies schützend
kariesresistent	widerstandsfähig gegenüber Karies
kariesanfällige Zonen	sind alle Grübchen und Fissuren und habituell unsauberen Räume, wie approximale und zervikale Bereiche
kariesimmune Zonen	alle Zahnhöcker, Kanten und Randwülste, die der automatischen Reinigung durch den Speisefluß unterliegen, sind kariesimmun
kariogen	Karies hervorrufend
Kariologie	Lehre von der Zahnkaries

Karnivor	Fleischfresser
Karyolyse	Zellkernauflösung
karzinogen	krebserzeugend; auch kanzerogen
Karzinogene	krebserzeugende Substanzen
Karzinom	Krebs, bösartiger Tumor; s. a. maligne
Kasuistik	Beschreibung von Krankheitsfällen aus der Praxis
Katalepsie	Starrsucht, Muskelstarre
kataleptisch	starrsüchtig
Katalysator	chemischer Stoff, der eine chemische Reaktion auslöst bzw. beeinflußt
Kataplasie	Rückbildung eines Organs
kategorisch	gebieterisch, unbedingt, bestimmt
Kathode	negative Elektrode
kaudal	steißwärts; s. a. caudalis
kauinaktiv	kauuntätig; die Speisen und ihre Zubereitung heutiger Prägung wirken auf das Kauorgan nicht mehr kaufördernd, sonder vernachlässigen durch diese Kauinaktivität die natürliche Selbstreinigung des Gebisses einschließlich der kariesimmunen Zonen der Zähne und begünstigen die Kariesbildung
kausal	ursächlich
Kaustik	Gewerbszerstörung durch Brenn- oder Ätzmittel
kaustisch	ätzend
Kaverne	Hohlraum, entstanden durch krankhafte Einschmelzung von abgestorbenem Gewebe; Lungenkaverne, tuberkulöse
kavernös	mit Höhlen versehen, hohlräumig
Kavität	cavus = Loch; Zahnhöhle bedingt durch Karies. Bezeichnung auch für Hohlraum nach Entfernung aller kariösen Massen; Aufteilung der Kavitäten in Klassen nach BLACK
kephalo-	das Kopfende betreffend
Kephalometrie	Kopfvermessungskunde am Lebenden; in der Kieferorthopädie eingeteilt in Kraniometrie und Gnathometrie
kephalometrische Diagnostik	schädelbezügliche Diagnostik in der Kieferorthopädie mit Hilfe der Photostatik und Gnathostatik nach SIMON
Keratin	Hornstoff in Haaren und Nägeln
keratoid	hornartig

Kieferorthopädie	Lehre von der Erkennung und Behandlung fehlerhafter und regelwidriger Entwicklungen des Kauorgans
Kieferrelation, Bestimmung der...	Maßnahmen zur dreidimensionalen Festlegung der Unterkieferposition gegenüber dem Oberkiefer in sagittaler, transversaler und vertikaler Relation. Zentrisches Wachsbißregistrat, zentrischer Biß; früher: Bißnahme
Kinetik	Lehre von der Bewegung durch Kräfte
kinetisch	auf Bewegung beruhend
Kinetor	kieferorthopädisches Gerät nach STOCKFISCH
Kinetose	Krankheit durch Schaukeln und Bewegung des Körpers, wie Seekrankheit
Kippmeider	indirektes Halteelement, speziell bei unilateralen Freiendprothesen
kleido-	das Schlüsselbein betreffend
Kleptomanie	Stehlsucht
Klinik	Krankenhaus
klinische Zahnkrone	ist der Teil des Zahnes, der in der Mundhöhle frei sichtbar ist; Gegensatz: anatomische Zahnkrone
klinische Zahnwurzel	ist der Teil des Zahnes, der vom Gingivalsaum bis zur Wurzelspitze reicht; Gegensatz: anatomische Wurzel
Klinodontie	Kippung der Zähne bei koronaler Protrusion
Klinognathie	maxilläre Protrusion, Kiefervorneigung
ko-	als Vorsilbe: mit; Gegensatz: dis-
Koagulation	Gerinnung; Blutgerinnung
Koagulum	Blutgerinsel
Koeffizient	Verhältniszahl, Wertziffer
Koexistenz	gleichzeitiges Bestehen mehrerer Dinge trotz Gegensätzlichkeit
Kofferdam	siehe Cofferdam
Kohäsion	ist die Kraft, die die Moleküle eines Stoffes zusammenhält
kohäsiv	zusammenhaftend
Kokken	kugelförmige Bakterien
Kolik	Leibschmerz
kollabieren	schwach werden, Zusammenfall, ohnmächtig werden
Kollagen	Grundsubstanz des Bindesgewebes, leimgebende Substanz

kollagene Fasern	charakteristische Fasern des Bindesgewebes, die beim Kochen verquellen und Leim geben
Kollaps	Zusammenbruch, Ohnmacht
kollateral	seitlich gelegen
Kollateralanämie	Blutleere an einer Stelle des Organismus
Kollateralkreislauf	Umwegmöglichkeiten, auf denen das Blut in ein bestimmtes Gebiet gebracht werden kann
kollidieren	zusammenstoßen
Kollision	Zusammenstoß
Koma	tiefe Bewußtlosigkeit
komatös	tief bewußtlos
Kombination	Vermutung, Zusammenfassung
kombinieren	aus Wahrnehmungen Schlüsse ziehen; verbinden, verknüpfen
Komedikation	Behandlung mit verschiedenen Arzneimitteln
komestibel	eßbar; comedo = aufessen, verzehren
komfortabel	behaglich
kommun	gemeinsam
Kommunikation	Mitteilung, Verbindung
kommunizieren	mitteilen, miteinander in Verbindung stehen
Kompakta	Rindenschicht des Knochens, Substantia compacta
kompatibel	vereinbar; in der Zahntechnik: Legierungen und keramische Massen in der Metallkeramik; in der konservierenden Zahnheilkunde: chemisch kompatibel sollen Füllungsmaterialien (Adhäsive) mit säurevorbehandeltem Schmelz sein
Kompatibiliät	Vereinbarkeit
Kompendium	Handbuch, Grundriß; Kurzes zusammengefaßtes Lehrbuch
Kompensation	Ausgleich, Gegenleistung
Kompensations-kurve	Ausgleichskurve, okklusale Verbindung der Seitenzähne in sagittaler und transversaler Richtung
kompensieren	ausgleichen
kompensierter Gebißschaden	wenn keine Kippungen der die Zahnlücke begrenzenden Zähne und kein Antagonistenwachstum in die Zahnlücke zu erwarten sind; Gegensatz: unkompensierter Gebißschaden = Zahnkippung bewirkt Artikulationsblockade sowie lokale Parodontose infolge Überbelastung (STRACK)
kompetent	zuständig, sachkundig

komplementär	ergänzend
komplett	vollständig, vollzählig
komplettieren	vervollständigen
Komplex	Gesamtbestand, Gesamtgebiet
Komplikation	Verschlimmerung, Verwicklung; hinzutreten erschwerender Umstände zu einer bereits vorhandenen Krankheit
komplizieren	erschweren, verwickeln
Komponente	Bestandteil
Kompresse	feuchter Umschlag
Kompression	Verdichtung
komprimieren	verdichten, zusammenpressen
Kondensation	Verdichtung; physikalisch: das Verflüssigen von Gasen und Dämpfen durch Abkühlung; chemisch: die Aneinanderlagerung mehrerer Moleküle zu einem neuen Stoff
kondensieren	verdichten, eindicken
Kondition	körperliches Befinden
Kondylen	siehe Condylen
Konfiguration	Gestaltung
konfigurieren	gestalten
Konfluenz	Zusammenlauf, Zulauf
konfluierend	zusammenfließend
kongenital	angeboren, auch konnatal
konform	gleichförmig, übereinstimmend
konfrontieren	gegenüberstellen
konfundieren	vermengen
konfus	verwirrt, zerstreut
Konglomerat	Zusammenballung, Häufung
konglomerieren	zusammenballen
kongruent	deckungsgleich, übereinstimmend
Kongruenz	Formengleichheit
konisch	kegelförmig
konkav	ausgehöhlt, hohlrund
Konkremente	subgingivale Konkremente sind harte Ablagerungen an der Zementoberfläche der Zahnwurzel, fest anhaftende Ablagerungen
konkret	anschaulich, wirklich
konsekutiv	abgeleitet, darauf folgend
Konsens	Zustimmung
konservieren	erhalten, haltbar machen
konservierende Zahnheilkunde	Zahnerhaltungskunde
konsequent	grundsatztreu, folgerichtig

konservativ	überlieferungstreu
Konsilium	Beratung, Ärztebesprechung
konsistent	fest, haltbar
Konsistenz	Zustand eines Körpers oder einer Flüssigkeit: fest, dickflüssig, dünnflüssig, wässrig, usw.
konsolidieren	festigen, sicherstellen
Konsolidierung	Festigung z. B. einer Knochenfraktur
konstant	unveränderlich, beständig
konstatieren	feststellen
Konstitution	Verfassung; medizinisch: Unterscheidung der Körperbautypen nach KRETSCHMER in leptosom, athletisch, pyknisch
konstituieren	gründen, anordnen, festsetzen
Konstriktion	Zusammenziehung, z. B. eines Muskels
Konsultation	Beratung, ärztliche
kontagiös	ansteckend
Kontakt	Berührung
kontinuierlich	zusammenhängend, lückenlos
Kontinuität	Zusammenhalt, Fortdauer
konträr	entgegengesetzt, gegenteilig, widrig
kontrahieren	zusammenziehen
Kontraindikation	Gegenanzeige, Nichtanwendung
kontraindiziert	nicht anwendungsbereit, nicht anwendungsmöglich
Kontraktion	Zusammenziehung
kontralateral	auf der entgegengesetzten Seite befindlich
Kontrast	auffallender Gegensatz
kontrovers	strittig
Kontur	Umriß
Kontusion	Quetschung, Prellung
Konus	Kegel
Konvaleszenz	Genesung
konvergieren	aufeinander zulaufen
konvergent	sich schneidend
konvex	gewölbt, hochrund, Gegensatz: konkav
Konvolut	Zusammenballung, Knäuel, Bündel
Konvulsion	Krampf, Zuckung
konvulsiv	krampfartig
konzedieren	zugestehen
Konzentration	Verdichtung, Zusammendrängung
konzentrisch	mit demselben Mittelpunkt
Konzeption	Entwurf
konzipieren	entwerfen
Kooperation	Zusammenarbeit

Koordination	Zuordnung, Zusammenwirken
koronal	die Zahnkrone betreffend
koronar	kranzförmig, die Herzkranzgefäße betreffend
Koronararterien	Herzkranzgefäße
korpulent	beleibt, füllig
korpuskulär	aus kleinsten Teilen bestehend
korrekt	einwandfrei
Korrektur	Fehlerberichtigung, Verbesserung
Korrekturabdruck	Doppelabdruck; zweizeitige Abformung, um mit dünnflüssigem Abformmaterial zu korrigieren
Korrelation	Wechselbeziehung
Korrigentien	geschmacksverbessernde Zusätze, z. B. in Arzneimitteln
Korrosion	Oberflächenzerstörung, Verwitterung
kortikal	die Rinde betreffend
kostal	die Rippen betreffend
Krampons	Befestigungsstifte der Porzellanfrontzähne
kranial	schädelwärts
Kraniometrie	Schädelvermessungskunde
Krise	Krisis, entscheidender Wendepunkt einer Krankheit
Krypten	Einbuchtungen, Nischen, z. B. in den Mandeln
kubital	zum Ellenbogen gehörig
Kürettage	Ausschabung, z. B. subgingivaler Konkremente
Kulmination	Gipfel- oder Scheitelpunkt
Kurvatur	Krümmung
kutan	die Haut betreffend
Kybernetik	Lehre von der Lenkung, den Steuerungsvorgängen, medizinisch: im Organismus die Zusammenfassung aller Organfunktionen

Kondylenbahnwinkel wird gebildet durch die
Projektion folgender Geraden auf
die Medianebene:
a) eine Parallele zu einer durch Schädel-
bezugspunkte festgelegten Geraden. Die
jeweiligen Bezugspunkte sind angegeben
z.B. Frankfurter Horizontale, Scharnierachse - Orbitalebene)
b) eine Gerade, welche gegeben ist
durch die Verbindung 2 er Punkte
der Kondylenbahn. Der 1. Pkt. gibt die
terminale Scharnierachsenposition an

Raum für persönliche Ergänzungen:

der 2. Prt. liegt protrusiv davon.

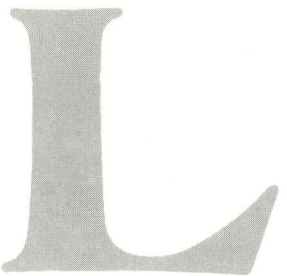

labial	lippenwärts, an der Lippenseite
labil	unbeständig, schwankend, leicht beeinflußbar
labiobukkal	auf Lippen- und Wangenseite bezüglich
Labium	Lippe, Plural = labii
Labium inferius	Unterlippe
Labium leporium	Lippenspalte
Labium superius	Oberlippe
Laboratorium	Werkstatt, Versuchsanstalt
Labyrinth	anatomisch: Hohlräume im Innenohr
Lac	Milch
lacer, -a, -um	zerfetzt, zerrissen
Lacrima	Träne
lacrimalis, -e,	auf Tränen und deren Organe bezüglich
Lacuna	Vertiefung, Spalte
lacunaris	Buchten bildend, auch lakunär
lädieren	verletzen, beschädigen
Läsion	Verletzung, Störung
lakunär	buchtig, höhlenartig
Lambdanath	Knochennaht, trennt Hinterhauptbein von den Scheitelbeinen
Lamelle	Blättchen, Plättchen
lamellös	aus Lamellen bestehend
Lamina	dünne Knochenplatte
Lamina cribrosa	längliche Knochenplatte zwischen Nasen- und Stirnhöhle mit vielen Löchern für den Durchtritt der Geruchsfasern (Nervi olfactorii)
Lamina dura	Alveolar-Innenkortikalis
Lamina horizontalis	waagerechte Platte des Gaumenbeins als hinterer Abschnitt des harten Gaumens und damit des Nasenhöhlenbodens

Lamina perpendicularis	vertikale Platte, Teil der medialen Oberkieferhöhlenwand, bildet den oberen Teil des Naseptums
Lanzette	zweischneidiges Messerchen, chir. Instrument
lanzinierend	stichartig; blitzartig auftretende Schmerzen
larvatus, -a, -um,	versteckt, verborgen, bei Krankheiten ohne die gewöhnlichen Symptome
Laryngitis	Kehlkopfentzündung
laryngo-	in Verbindung Kehlkopf-
Larynx	Kehlkopf
latent	versteckt, verborgen, hintergründig
Latenz	Verborgenheit, z. B. von Krankheiten
lateral	seitlich
Laterotrusion	die Bewegung, bei der der Unterkiefer von der Medianebene nach lateral schwenkt; Seitwärtsbewegung, Arbeitsbewegung
Laterotrusionsseite	Arbeitsseite; die Seite des Unterkiefers, die sich bei einer Lateralbewegung von der Medianebene wegbewegt
latus, -a, -um,	breit
Laudatio	Lobrede
Lazeration	Zerreißung
legal	ordnungsgemäß, rechtmäßig
lege artis	kunstgerecht
legieren	zusammenschmelzen
legislativ	gesetzgeberisch
legitim	gesetzlich, rechtmäßig
Lens	Linse
lentus, -a, -um	langsam
leptosom	schmalwüchsig
letal	tödlich
Letalität	Tödlichkeit, Sterblichkeit
Lethargie	Schlafsucht, Trägheit
Leukämie	Weißblütigkeit; Erkrankung der blutbildenden Organe, Vermehrung der Zahl der weißen Blutkörperchen
Leukoplakie	weiße Mundschleimhautveränderung
Leukozyten	weiße Blutkörperchen
Leukozytose	pathologische Vermehrung der weißen Blutkörperchen
Levator	Heber; s. a. M. levator veli palatini
levis, -e	leicht, nicht drückend
Ligamentum	Band, sehnige Verbindung aus festem Bindegewebe

Ligamentum circulare	mitunter noch gebrauchter Ausdruck für das supraalveoläre Bindegewebe, das radiär den physiologischen Abschluß der Wurzelhaut im marginalen Parodont bildet, auch Fibrae circulares genannt
Ligamentum laterale	Band zwischen Schläfenbein und Gelenkfortsatz des Unterkiefers; früher: Ligamentum temporomandibulare; Schläfenbeinunterkieferband
Ligamentum sphenomandibulare	Band an der Innenseite des Ramus mandibulae von der Spina ossis sphenoidalis zum Foramen mandibulae; Keilbeinunterkieferband
Ligamentum stylomandibulare	Band zwischen Processus styloideus des Schläfenbeins und dem Unterkieferwinkel; Griffelunterkieferband
Ligamentum vocale	Stimmband zwischen Processus vocalis des Stellknorpels und Schildknorpel
Ligatur	Draht- oder Seidenschlinge zum Anbinden eines Zahnes oder Unterbinden eines Blutgefäßes
Light-wire-Technik	(engl.) festsitzende kieferorthopädische Apparatur mit dünnen Außenbögen an antomisch geformten Bändern, wobei mit schwachen kontinuierlichen Kräften ein therapeutischer Erfolg erzielt wird
ligieren	anbinden, unterbinden
Limbus	Saum
Limbus alveolaris	Alveolensaum, oberer Rand einer Alveole
Limen	Schwelle, Grenze
Limen nasi	Nasenschwelle, vom Rand des Flügelknorpels verursachte Leiste am Ende des Vestibulum nasi
limitans	begrenzend
Linea	Linie, Knochenleiste
Linea mylohyoidea	Mundbodenleiste, Ursprungslinie des Musculus mylohyoideus
Linea obliqua	schräge Linie bzw. Knochenleiste auf der Außenseite des Unterkieferkörpers
linear	linienförmig
Lingua	Zunge
lingual	nach der Zungenseite, zungenwärts
Lingula	kleine Zunge, Zünglein
Lingula mandibulae	Knochenblättchen vor dem Foramen mandibulae

Lipom	gutartige Geschwulst aus Fettgewebe
Linguistik	Sprachwissenschaft
L. I. O. S.	**L**aterale **I**nterkuspidale **O**kklusions-**S**tellung (LAURITZEN); zentrische Störung, die das Schließen in terminaler Scharnierachsenrelation verhindert und den Unterkiefer symmetrisch nach lateral in seine habituelle Interkuspidation ablenkt
Liq.	auf Rezepten = liquor, liquidus = flüssig
Liquefaktion	Verflüssigung
liquefactus	verflüssigt
liquidus, -a, -um,	flüssig
Liquor	Flüssigkeit
Liquor cerebrospinalis	Gehirn-Rückenmarkflüssigkeit
lobär	einen Lappen betreffend
lobatus, -a, -um,	gelappt
Lobulus	Läppchen
Lobulus auriculae	Ohrläppchen
Lobus	Lappen
localisatus, -a, -um,	örtlich begrenzt
Locus	Ort, Stelle
lokal	örtlich
Lokalisation	Beschränkung auf eine bestimmte Stelle
lokalisieren	örtlich festlegen, auf eine bestimmte Stelle beschränken
Long centric	erreicht der Unterkiefer in retrudierter Kontaktposition seinen ersten Zahnkontakt, dann gleitet er beim weiteren Zubeißen unter Führung der Protrusionsfacetten nach vorwärts und oben in die habituelle Interkuspidation; diesen Gleitweg nennt man L. c., wenn er exakt in der Sagittalebene verläuft
longitudinal	länglich verlaufend, der Längsrichtung nach
Lumbago	Hexenschuß
lumbal	zu den Lenden gehörig, die Hüfte betreffend
Lumbus	Lende
Lumen	Licht
Lumina	Innenraum eines röhrenförmigen Gebildes, z. B. einer Kanüle oder eines Blutgefäßes
lunaris, -e,	mondförmig
lunatus	halbmond-, sichelförmig

Luxation	Verrenkung, Lockerung, Verschiebung; z. B. Luxation des Kiefergelenkes oder traumatisch luxierte Zähne
luxieren	verrenken, lockern, aus der Lage bringen
luxurians	wuchernd
Lymphe	Gewebsflüssigkeit
lymphogen	auf dem Lymphwege entstanden
Lymphozyten	besondere Form der weißen Blutkörperchen, Lymphzellen, Gewebszellen, basophile Rundzellen
Lyssa	Tollwut

Raum für persönliche Ergänzungen:

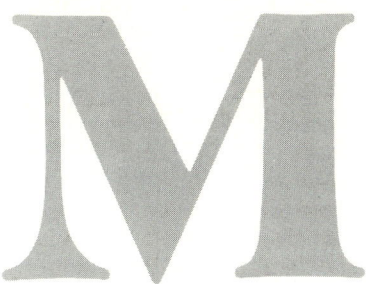

M.	Abk. für Musculus = der Muskel
Mm.	Abk. für Musculi = die Muskeln
M.	auf Rezepten = misce: mische
Macula	Fleck, Hautfleck, Schleimhautfleck
madeszent	nässend; madesco = naß werden
madidus, -a, -um	naß, feucht, triefend
magnus, -a, -um	groß
major	größer; der, die Größere; majus = das Größere, Mehrzahl: majores
makro-	groß
Makrobiose	Langlebigkeit
Makrobiotik	Lehre von der Lebensverlängerung
Makrocheili	Vergrößerung und Verdickung der Lippen
Makrodontie	stark vergrößerte Zähne, Anomalie
Makrogenie	starke Vergrößerung des Untergesichts
Makroglossie	abnorme Vergrößerung der Zunge
Makrognathie	vergrößerter Oberkieferkörper
Makromelie	Riesenwuchs; auch Makrosomie
Makroplasie	übermäßige Entwicklung einzelner Körperteile
makroskopisch	mit bloßem Auge erkennbar
Makrostoma	verbreiterte Mundöffnung
Makrotie	übermäßige Größe der Ohren
Makrozephalie	angeborene Vergrößerung der Kopfform
Makrulie	Verdickung des Zahnfleisches
malakotische Zähne	weiche Zähne; Malazie = Erweichung
Malaria	Wechselfieber, Infektionskrankheit
Malformation	Mißbildung
maligne	bösartig
Malignität	Bösartigkeit
Mandibula	Unterkiefer

Mandibular- anästhesie	Leitungsanästhesie einer Unterkieferseite infolge Ausschaltung des Nervus alveolaris inferior am Foramen mandibulae
mandibularis	zum Unterkiefer gehörend
Manie	Wahnsinn, Irresein
manifest	offensichtlich, deutlich erkennbar
manipulieren	beeinflussen, handhaben
Manometer	Druckmesser für Gase und Flüssigkeiten
manuell	mit der Hand, von Hand hergestellt
Manus	Hand
marginal	am Rande gelegen, zum Rande gehörig
Margo	Rand
Margo alveolaris	richtiger: Arcus alveolaris = bogenförmiger freier Rand des Alveolarfortsatzes
Margo infraorbitalis	unterer Augenhöhlenrand
Margo supraorbitalis	oberer Augenhöhlenrand
Margo linguae	seitlicher Zungenrand
maskulin	männlich
Mastikation	das Kauen
Mastikationsfläche	Kaufläche; veralteter Begriff
mastikatorisch	auf das Kauen bezüglich
Mater	die Umhüllende, Bezeichnung für die Hüllen des Gehirns
Matrize	Negativform eines abgeformten Körpers; in der Zahntechnik u. a. eine Geschiebematrize
Maxilla	Oberkiefer
maxillaris, -e,	den Oberkiefer betreffend
Maxillotomie	operative Eröffnung des Oberkieferknochens
maximal	sehr groß, größt-, höchst-,
maximus, -a, -um,	der, die, das größte
Meatus acusticus externus	äußerer Gehörgang
Meatus acusticus internus	innerer Gehörgang
Meatus nasi inferior	unterer Nasengang
Meatus nasi medius	mittlerer Nasengang
Meatus nasi superior	oberer Nasengang
Mechanik	Lehre vom Zusammenhang der Kräfte und der Körper; Teilgebiet der Physik
Media	die Mitte; die mittlere Gefäßwandschicht
medial	nach der Mittellinie des Körpers zu liegend; Gegensatz: lateral

median	in der Mitte des Körpers liegend
Medianebene	Sagittalebene; teilt den Körper in eine rechte und eine linke Hälfte
Medicus	Arzt
Medikation	Arzneiverordnung
Medikament	Heilmittel
Mediotrusion	die Bewegung, bei der der Unterkiefer auf einer Seite zur Medianebene schwenkt; Leerlaufbewegung
Mediotrusionsseite	die Seite des Unterkiefers, die sich bei einer Lateralbewegung zur Medianebene hinbewegt; Nichtarbeitsseite. Früher: Leerlaufseite, Balanceseite
Meditation	Nachdenken
meditieren	nachdenken, sinnend betrachten
Medulla	Mark
Medullitis	Rückenmarkentzündung
Megadontie	übermäßig große Zähne; auch Makrodontie
Megagnathie	Großkiefrigkeit
Melancholie	Schwermut
Membran	Haut, Häutchen
Membrum, Membra	Extremität, Glied, Gliedmaßen
Membrum inferius	untere Extremität
Membrum superius	obere Extremität
Meninges	Hirn- und Rückenmarkshäute
Meningitis	Hirnhautentzündung
Meninx, meningis	Hirnhaut
Meniskus	halbmondförmiger Schaltknorpel; Bezeichnung nur für das Kniegelenk üblich
mental	geistig
mentalis, -e,	auf das Kinn bezüglich
Mentalität	Denkart, geistige Einstellung
Mentum	Kinn
Mesenchym	embryonales Bindegewebe
mesial	der Mitte zu; nur in der Zahnheilkunde verwendete Bezeichnung für im Zahnbogen nach vorn gelegen, in Richtung der Mittellinie
mesiobukkal	vorn-wangenwärts
mesiopalatinal	vorn-gaumenwärts
mesio-lingual	vorn-zungenwärts
Mesiodens	überzähliger Zahn im Zwischenkiefer
Mesoderm	mittleres Keimblatt, zwischen Ektoderm und Entoderm, daraus das Mesenchym hervorgehend

Mesodontie	mittelgroße Zähne
metabolisch	umgestaltend, veränderlich
Metacarpus	Mittelhand
metachron	nacheinander
metakarpal	die Mittelhand betreffend
Metamorphose	Umgestaltung, Verwandlung
Metaphyse	an die Epiphyse grenzendes Diaphysenende der Röhrenknochen
Metastase	Tochtergewächs; Verschleppung von Krankheitskeimen auf dem Blut- oder Lymphwege in andere Körpergebiete, bösartige Tumormetastasen
Metatarsus	Mittelfuß
Meteorologie	Lehre von den Witterungserscheinungen
Metodontie	unvollständige Zahnentwicklung
M. f.	auf Rezepten: misce fiat = mische und stelle her
Migräne	halbseitiger Kopfschmerz
migrans	wandernd
mikro-	als Vorsilbe = klein
Mikroben	tierische oder pflanzliche Kleinlebewesen, Bakterien und Viren
Mikrocheili	Verkürzung der Lippen
Mikrodontie	abnormal kleine Zähne, Entwicklungsstörung
Mikrogenie	sehr kleiner Unterkiefer
Mikroglossie	sehr kleine Zunge
Mikrognathie	sehr kleiner Oberkiefer
Mikroskopie	Verwendung des Mikroskops zu wissenschaftl. Untersuchungen
mikroskopisch	nur mit dem Mikroskop zu erkennen
Mikrotom	Schneidinstrument für mikoskopische Präparate
miliar	hirsekorngroß
mimetisch	bewegend
Mimik	Gebärdensprache, Ausdrucksbewegungen des Gesichts
Mineralogie	Gesteinskunde
minimal	winzig
minimus, -a, -um	der, die, das kleinste . . .
Minimum	Mindestmaß
Miniplast-Schiene	Kunststoff-Aufbißschiene, auch DRUM-Schiene
M. I. O. S.	**M**ediane **I**nterkuspidale **O**kklusions-**S**tellung (LAURITZEN); zentrische Störung, die das

M. I. O. S.	Schließen in terminaler Scharnierachsenrelation verhindert und den Unterkiefer symmetrisch nach anterior, also **m**edian, in seine habituelle Interkuspidation ablenkt
Mitose	indirekte Zellteilung
Mixt.	auf Rezepten = Mixtura: Mischung
mobilisieren	beweglich machen, aktiv gestalten
Mobilität	Beweglichkeit
Modifikation	Abänderung, Umänderung, Variation
modifizieren	ändern, abändern, näher erläutern
MODU-Regel	**m**esial **o**ben, **d**istal **u**nten; Lage der retrudierten Kontakte im Oberkiefer auf den mesialen Abhängen der zentrischen Höcker, im Unterkiefer auf den distalen Abhängen der zentrischen Höcker (LUNDEEN)
Molekül	kleinste Menge eines Elementes oder einer chemischen Verbindung
molekular	die Moleküle betreffend
Monarthritis	arthritische Entzündung nur eines Gelenkes; Gegensatz: Polyarthritis
Modus	Vorgehen, Verfahren
momentan	augenblicklich
monieren	beanstanden
mono-	ein-
Monoblock	funktionelles kieferorthopädisches Gerät in Form eines Aktivators von ROBIN 1902 entwickelt
Monophyodontie	einmalige Zahnung
Monoreduktor	feinmechanisches Hilfsteil nach ZUCOLLI für unilaterale Freiendprothesen
monostotisch	nur einen Knochen betreffend
monotopisch	nur an einer Stelle auftretend
morbid	krankhaft
Morbidität	Krankheitshäufigkeit
Morphologie	Lehre von der äußeren Form der Organismen
Morsus	der Biß, Bißwunde
Mortalamputation	Entfernung der devitalen Kronenpulpa, nur im Milchgebiß zwecks Platzhalterfunktion noch gerechtfertigt, Pulpastümpfe werden mumifiziert
Mortalextirpation	Entfernung der devitalisierten Pulpa aus dem Wurzelkanalsystem
Mortalität	Sterblichkeit
mortus, -a, -um,	tot

motorisch	auf Bewegung bezüglich
Mucosa	Schleimhaut; bedeckt die inneren Oberflächen der Atmungs- und Verdauungswege
mucös	schleimig
Mucus	Schleim
mukodynamische Abformmethoden	Extensionsabformmethoden, speziell für den unbezahnten Unterkiefer
mukoid	schleimartig
mukoserös	schleim-absondernd
Mukositis	Schleimhautentzündung
mukostatische Abformmethoden	Abformungen, die innerhalb der Grenzen liegen, die durch die Ausschläge aktiver Muskelbewegungen bestimmt werden; Grenzbestimmung und Abformung erfolgt durch maximale Muskelanspannung, d. h. „mundoffen"
Multicuspidati	Molaren; vielhöckrige Backenzähne
multiform	vielgestaltig
multikausal	vielursächlich; bedingt durch das Zusammentreffen mehrerer Ursachen
multilateral	vielseitig
multilokulär	vielfächrig, gebräuchlich bei Zysten; Gegensatz: unilokulär
multipel	vielfältig
multipolar	mit vielen Fortsätzen
Mumifikation	Eintrocknung
Mumifikation der Pulpa	Pulpastümpfe nach Mortalamputation werden mumifiziert bzw. konserviert; heute nicht mehr zu vertreten, da Mißerfolge mit entzündlichen apikalen Prozessen zu groß sind
muscularis	den Muskel betreffend, zum Muskel gehörend
Musculus	Muskel, Abk. M., Plural = Musculi, Mm.
M. biventer mandibulae	Zweibauchmuskel; richtiger: M. digastricus
M. buccinator	Wangen- oder Trompetermuskel
M. depressor anguli oris	Mundwinkelsenker; früher M. triangularis = dreieckiger Muskel
M. depressor labii inferioris	Unterlippensenker
M. genioglossus	Kinnzungenmuskel
M. geniohyoideus	Kinnzungenbeinmuskel
M. hyoglossus	Zungenbeinzungenmuskel
M. levator anguli oris	Mundwinkelheber; früher M. caninus = Eckzahnmuskel
M. levator veli palatini	Gaumensegelheber

M. masseter	Kaumuskel
M. mentalis	Kinnmuskel
M. mylohyoideus	Kieferzungenbeinmuskel
M. nasalis	Nasenmuskel
M. orbicularis oculi	Augenringmuskel
M. orbicularis oris	Mundringmuskel
M. pterygoideus lateralis	äußerer Flügelmuskel
M. pterygoideus medialis	innerer Flügelmuskel
M. procerus	Stirnfaltenmuskel; früher M. depressor glabellae
M. quadratus labii mandibularis	viereckiger Unterlippenmuskel; richtiger: M. depressor labii inferioris
M. risorius	Lachmuskel
M. stapedius	Steigbügelmuskel
M. sternocleidomastoideus	Kopfwender
M. styloglossus	Griffelzungenmuskel
M. stylohyoideus	Griffelzungenbeinmuskel
M. stylopharyngeus	Griffelschlundmuskel
M. temporalis	Schläfenmuskel
M. tensor veli palatini	Gaumenspanner
M. transversus linguae	Zungenquermuskel
M. verticalis linguae	senkrechter Zungenmuskel
M. uvulae	Zäpfchenmuskel
M. zygomaticus major	großer Jochbeinmuskel
M. zygomaticus minor	kleiner Jochbeinmuskel
Mutation	Stimmbruch; Veränderung der Erbanlagen
Mutismus	Stummheit, auch Mutitas
mutuell	wechselseitig
Muzin	Schleim, Bestandteil des Speichels
Myalgie	Muskelschmerz
Myelitis	Rückenmarkentzündung
myelogen	aus dem Knochenmark entstanden
myeloisch	knochenmarkartig, aus dem Knochenmark entstanden
myogen	vom Muskel ausgehend
Myokard	Herzmuskel

Myokarditis	Herzmuskelentzündung
Myom	gutartiges Gewächs aus Muskelgewebe
Myositis	Muskelgewebsentzündung
Myospasmus	Muskelkrampf
Myotomie	Muskeldurchtrennung
myringo	das Trommelfell betreffend
Myrinx	Trommelfell; richtiger: Membrana tympani
Myologie	Muskellehre
Myopathien	. . . im Kauorgan; Gruppe neurologischer Erkrankungen infolge Muskelstörungen, besonders im Bereich der Mm. pterygoidei; ursächlich bedingt durch neueingesetzten Zahnersatz, der nach kurzer Tragezeit nicht nachkontrolliert wurde

Raum für persönliche Ergänzungen:

Raum für persönliche Ergänzungen:

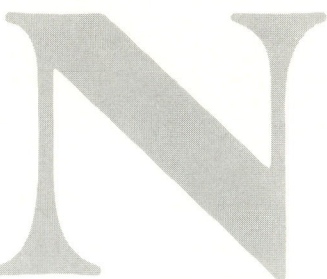

N.	Abk. für Nervus = der Nerv
Nn.	Abk. für Nervi = die Nerven
Naevus	Mal, Muttermal
Nanismus	Zwergwuchs
Naris	Nasenloch, Plural = Nares
Narkose	Allgemeinbetäubung
Narkotika	Betäubungsmittel
narkotisch	betäubend, einschläfernd
nasalis, -e,	die Nase betreffend, auf die Nase bezüglich
nascens	entstehend
Nasion	tiefste Eindellung im Nasensattel, Nasenwurzel, kraniometrischer Meßpunkt
nasolabialis, -e,	Nase und Lippen betreffend
nasopalatinus, -a, -um,	Nase und Gaumen betreffend
Nasopharynx	Nasenrachenraum
nasotracheal	Nase und Luftröhre betreffend
nascierend	im Entstehen begriffen
Natalität	Geburtenhäufigkeit
nativ	angeboren, ursprünglich
natus, -a, -um,	geboren; der, die, das Geborene
Nausea	Übelkeit
negativ	verneinend, abschlägig
Nekrose	örtlicher Gewebetod
nekrotisch	durch Zelltod entstanden
nekrotische Pulpa	Pulpitis necroticans; treten zur n. P. Fäulniserreger hinzu, so wird diese faulige Erweichung Gangrän der Pulpa genannt
neo-	neu
neonatus	neugeboren
Neoplasma	Neubildung; Neoplasmen

Nephralgie	Nierenschmerz
Nephrektomie	chir. Entfernung einer Niere
Nephritis	Nierenentzündung
nephrogen	von der Niere ausgehend
Nephrom	Nierentumor, malignes Hypernephrom
nerval	die Nerventätigkeit betreffend
nervös	nervenschwach, überreizt
Nervus, Nervi	der Nerv, die Nerven
N. abducens	Augenmuskelnerv, VI. Hirnnerv, wegführender Nerv
N. accessorius	XI. Hirnnerv, beigeordneter Nerv
N. alveolaris inferior	Unterkieferzahnbettnerv, stärkster Zweig des N. mandibularis; früher: N. alveolaris mandibularis
N. auriculotem-poralis	Ohrschläfennerv, Teil des V3
N. buccalis	Wangennerv, Teil des V3
Nn. craniales	die 12 paarigen Hirnnerven
N. facialis	Gesichtsnerv, VII. Hirnnerv
N. frontalis	Stirnnerv, Teil des V1
N. glossopharyn-geus	Zungenschlundnerv, IX. Hirnnerv
N. hypoglossus	Unterzungennerv, XII. Hirnnerv
N. incisivus	s. N. nasopalatinus
N. infraorbitalis	Unteraugenhöhlennerv, Teil des V2
N. intermedius	kleiner Teil des N. facialis
N. lacrimalis	Tränennerv, Ast des V1
N. lingualis	Zungennerv, Teil des V3
N. mandibularis	Unterkiefernerv, Hirnnerv V3, dritter Trigeminusast
N. maxillaris	Oberkiefernerv, Hirnnerv V2, zweiter Trigeminusast
N. mentalis	Kinnerv, Endast des N. alveolaris inferior nach Austritt aus dem Foramen mentale
N. mylohyoideus	Kieferzungenbeinnerv
N. nasociliaris	Nasenaugenbrauennerv, Ast des V1
N. nasopalatinus	Nasengaumennerv, Teil des V2; früher N. incisivus
N. oculomotorius	Augenbewegungsnerv, III. Hirnnerv
Nn. olfactorii	Riechnervenfasern, I. Hirnnerv (Fila olfactoria)
N. ophthalmicus	Augennerv, Hirnnerv V1, erster Trigeminusast
N. opticus	Sehnerv, II. Hirnnerv
Nn. palatini minores	kleine Gaumennerven, Teil des V2
N. palatinus major	großer Gaumennerv, Teil des V2

N. pterygoideus lateralis	seitlicher Flügelmuskelnerv, Ast des V3
N. pterygoideus medialis	mittlerer Flügelmuskelnerv, Ast des V3
Nn. pterygopalatini	Flügelgaumennerven, Ast des V2
N. sublingualis	Unterzungennerv
N. trigeminus	dreigeteilter Nerv, V. Hirnnerv
N. trochlearis	Rollnerv, IV. Hirnnerv
N. vagus	umherschweifender Nerv, X. Hirnnerv
N. vestibulococh- learis	Gehör- und Gleichgewichtsnerv, VIII. Hirnnerv, auch N. statoacusticus oder N. octavus
N. zygomaticus	Jochbeinnerv, Ast des V2
Neuralgie	schmerzhafte Nervenerkrankung
Neurit	langer Fortsatz einer Nervenzelle
Neuritis	Nervenentzündung
neurogen	von Nerven ausgehend
Neurohistologie	Lehre vom Nervengewebe
Neurologie	Lehre von den Nerven
Neurom	Nervengeschwulst
neuromuskulär	Nerven und Muskeln betreffend
Neuron	Nervenzelle und ihre Fortsätze
Neuropathologie	Lehre von den Erkrankungen des Nervensystems
Neuroplasma	Plasma der Nervenzelle
Neurosekretion	hormonale Funktion bestimmter Nervenzellen
Neurosen	funktionelle Nervenkrankheiten, wie Psychoneurosen
neutral	unparteiisch; weder sauer noch basisch; weder negativ noch positiv
Neutralbiß	Normalbiß; eugnather Scherenbiß
neutralisieren	außer Wirkung setzen
Neutronen	Bausteine des Atomkerns, jedoch ohne elektrische Ladung
niger, -ra, -rum	schwarz
nihil	nichts
Nihilismus	Ablehnung aller bestehenden Anschauungen
nocturnus, -a, -um,	nächtlich
nodosus, -a, -um,	knotig
Nodulus	Knötchen
Nodus	Knoten
Nodus lymphaticus	Lymphknoten
Nomenklatur	Bezeichnung durch Fachausdrücke

Non-Arcon — Artikulatoren	Artikulatoren, bei denen die Beziehung Kondyle — Kondylargehäuse umgekehrt angelegt ist, z. B. Dentatus. Die Kondylargehäuse befinden sich am Artikulatorunterteil und die Kondylarkugeln (Kondylen) am Artikulatoroberteil. Dadurch bewegen sich die Kondylarkugeln in umgekehrter Richtung wie die Kondylen im menschlichen Schädel. Einer Vorwärts — Abwärts — Einwärtsbewegung des Leerlaufkondylus (schwingender Kondylus, der die Gelenkgrube verläßt) entspricht eine Rückwärts — Aufwärts — Auswärtsbewegung der Kondylarkugeln dieses Artikulators. Gegensatz: Arcon — Artikulatoren; s. dort
Nonokklusion	Aufhebung des Zahnreihenkontaktes
non plus ultra	unübertrefflich
Nonvalenz	Wertlosigkeit
normal	regelrecht; üblich; der Regel entsprechend
Nosologie	Krankheitslehre
Nostalgie	Heimweh
Notalgie	Rückenschmerz
Nucleolus	Kernkörperchen
Nucleus	Zellkern
nudus, -a, -um	nackt
nuklear	den Atomkern betreffend
Nukleoid	Bakterienzellkern
numerieren	beziffern
numerisch	zahlenmäßig
Nutrimentum	Nahrungsmittel
Nutritio	Ernährung
nutritiv	nährend, die Ernährung betreffend
Nystagmus	zuckende Augenbewegungen

Raum für persönliche Ergänzungen:

Raum für persönliche Ergänzungen:

Obduktion	Leichenöffnung
obduzieren	eine Obduktion vornehmen
objektiv	sachlich, vorurteilslos
objektivieren	sachlich darstellen
obligat	verpflichtet, unerläßlich
obligate Befunde	grundsätzliche Befundunterlagen des Kauorgans zur Erstellung eines Behandlungszieles; Lokalbefund der Zähne, Parodontien und des Prothesenlagers, Röntgenstatus und eine funktionelle Gebißanalyse (FRÖHLICH/KÖRBER)
obliquus, -a, -um	schräg, tief
Obliteration	Verwachsung von Gefäßen, Kanälen oder Hohlorganen; in der Zahnheilkunde: O. im Wurzelkanal in Form von kalkigen Ablagerungen
obliteriert	verstopft, verwachsen
oblongatus, -a, -um,	verlängert
Obstipation	Verstopfung, Darmträgheit
Obturation	Verstopfung von Hohlräumen, Verschluß
Obturator	Gaumenspaltenverschluß bei angeborenem oder erworbenem Gaumendefekt mittels einer OK-Prothese; heute überwiegend operativer Verschluß
occipitalis, -e,	zum Hinterhaupt gehörig
Occiput	Hinterhaupt
occultus, -a, -um,	geheim, verborgen
Octavus	der Achte
oculomotorius	augenbewegend
Oculus	Auge
Odontalgie	Zahnschmerz

Odontoblasten	Dentinbildner
Odontoblasten-fortsätze	auch Tomes'sche Fasern genannt, stecken in den Dentinkanälchen
odontogen	von den Zähnen ausgehend
Odontogenese	Zahnentstehung, Zahnbildung
odontoid	zahnähnlich
Odontologie	Lehre von den Zähnen
Odontom	gutartige Fehlbildung, die aus einer Zahnanlage entsteht
Odor	Geruch
Ödem	Gewebsschwellung durch vermehrte zwischenzellige Flüssigkeit
ödematös	geschwollen
Ökologie	Lehre von den Beziehungen zwischen Lebewesen und Umwelt
Oesophagus	Speiseröhre
offiziell	amtlich
offizinell	apothekenpflichtig; in allen Apotheken vorrätig
offiziös	halbamtlich
okklusal	kauflächenwärts
Okklusion	jeder Kontakt zwischen Oberkiefer- und Unterkieferzähnen
Okklusion, balancierte	unilateral balancierte Okklusion: bei lateralen Bewegungen des Unterkiefers kommen nur auf der Laterotrusionsseite Kontakte zustande; bilateral balancierte Okklusion: bei lateralen Bewegungen des Unterkiefers kommen Kontakte sowohl auf der Laterotrusions- als auch auf der Mediotrusionsseite zustande
Okklusion, dynamische	Zustand zwischen okkludierenden Zahnflächen in jedem Augenblick eines Bewegungszustandes des Unterkiefers (Artikulation), um besonders die Höckerbewegung während der Funktion im Gegensatz zum statischen Zustand der Okklusionszentrik klar herauszustellen (K. H. KÖRBER)
Okklusion, habituelle	veralteter Begriff, richtiger: habituelle Interkuspidation
Okklusion, organische	Kauflächen mit Vielpunktkontakten in Interkuspidationsstellung, mit Disclusion bei Protrusion und Laterotrusion (LEHMANN)

Okklusion, traumatisierende	eine Okklusion, die durch Fehlbeanspruchungen einzelner Zähne oder Zahngruppen zu Veränderungen im stomatognathen System führen kann; früher: traumatische Okklusion
Okklusions- diagnostik	Angle-Diagnostik nach der mesio-distalen Beziehung der Sechsjahrmolaren des Ober- und Unterkiefers zueinander in drei Klassen
Okklusionsebene	eine Ebene, die am bezahnten Kiefer dargestellt wird und die durch drei Punkte bestimmt ist: Berührungspunkt der Schneidekanten der unteren mittleren Schneidezähne und der distobukkalen Höcker der zweiten unteren Molaren in habitueller Interkuspidation ·
okkult	verborgen
Oktaeder	Achtflächner
Okular	die dem Auge zugewandte Linse an optischen Geräten
okzipital	das Hinterhaupt betreffend
Olecranon	proximales hinteres Ende der Elle; Ellbogenhöcker
Oligämie	auch Oligovolämie; Verminderung des Gesamtblutvolumens des Körpers infolge Blutverlust
Oligodontie	großer Zahnmangel infolge Keimschädigung
Oligozytämie	Mangel an Blutzellen
Omnivor	Allesfresser; Lebewesen, die Fleisch- und Pflanzennahrung zu sich nehmen, z. B. der Mensch
Onkologie	Lehre von den Tumoren
Onlay	gegossene Füllung, deren okklusale Kavitätenränder in Zonen verlegt werden, die keiner direkten Kaubelastung ausgesetzt sind, Höckerüberkappung
O. P.	auf Rezepten = Originalpackung
opak	undurchsichtig, unklar
Operation	chirurgischer Eingriff
ophthalmicus, -a, -um,	das Auge betreffend
Ophthalmie	Augenentzündung
Ophthalmologe	Augenarzt
Ophthalmologie	Augenheilkunde
opportun	erfolgversprechend, zweckmäßig
oppositionell	gegnerisch, entgegengesetzt
opprimieren	unterdrücken

opticus	das Sehen betreffend
Optik	Lehre vom Licht, Teilgebiet der Physik
optisch	die Lichtstrahlen betreffend
optimal	bestmöglich, am günstigsten
Optimum	das beste Ergebnis
optimus, -a, -um,	der, die, das beste
oral	im Munde, mundwärts, den Mund betreffend
orale Rehabilitation	Wiederherstellung der Zahnreihen beider Kiefer mit konservierenden und prothetischen Mitteln unter besonderer Berücksichtigung der Funktion, d. h. der Gestaltung des Kauflächenreliefs
Oralchirurgie	Mundchirurgie; Facharzt für O.; Spezialgebiete wie u. a. Implantologie, Progenieoperation, Behebung von Lippen-Kiefer-Gaumen-Defekten, usw.
Oralsepsis	vom Munde ausgehende Infektion, Fokalinfektion
orbicularis	kreisförmig
Orbiculus	kleiner Kreis
Orbita	Augenhöhle
orbitalis, -e,	zur Augenhöhle gehörig
Ordination	Verordnungen in der Medizin für den Patienten; auch für Sprechstunde gebraucht
Organe	Teile des Körpers mit bestimmter Funktion
Organisation	Zusammenfassung von Teilen zu einem Ganzen
organisch	belebt, die lebenden Organe betreffend
organische Chemie	Chemie der Kohlenstoffverbindungen
Organismus	lebendiges System; Gesamtheit der Organe; lebender menschlicher oder pflanzlicher Körper
organoid	organähnlich
orientieren	orten, aufklären
Orificium	Mündung
orifiziell	Mündungen und Öffnungen betreffend
original	echt, ursprünglich
originell	eigenartig
Origo	Ursprung
oroantral	Mund- und Kieferhöhle betreffend
orofazial	Mund und Gesicht betreffend
orotracheal	Mund und Luftröhre betreffend
Oropharynx	mittlerer, hinter der Mundhöhle gelegener Abschnitt des Rachens

ortho-	als Vorsilbe: gerade, aufrecht
Orthodontie	Korrektur von Zahnstellungsanomalien mit festsitzenden orthodontischen Apparaturen (ANGLE, 1907); Gegensatz: Funktionskieferorthopädie
Orthometer	orthodontische Meßtabelle nach KORKHAUS
Orthopädie	Lehre von der Pathologie und Therapie angeborener oder erworbener Fehler der Haltungs- und Bewegungsorgane
Orthopantomograph	Panoramaröntgengerät
orthoradial	orthoradiale Projektion = Röntgenstrahl trifft senkrecht auf Röntgenfilm; Gegensatz: mesio- oder distoexzentrische Projektion
Orthostase	gerade Körperhaltung
Os	der Knochen
Ossa	die Knochen
Ossa carpi	die Handwurzelknochen
Ossa cranii	die Schädelknochen
Os ethmoidale	das Siebbein
Ossa faciei	Gesichtsknochen
Os frontale	das Stirnbein
Os hyoideum	das Zungenbein
Os incisivum	der Zwischenkiefer
Os lacrimale	das Tränenbein
Os nasale	das Nasenbein
Os occipitale	das Hinterhauptbein
Os palatinum	das Gaumenbein
Os parietale	das Scheitelbein
Os sphenoidale	das Keilbein
Os temporale	das Schläfenbein
Os zygomaticum	das Jochbein
Osmose	das Hindurchtreten von Flüssigkeiten oder Gasen durch eine durchlässige (permeable) oder halbdurchlässige (semipermeable) Membran, die die Gase oder Lösungen voneinander trennt. Stoffwechsel in menschlichen, pflanzlichen und tierischen Zellen (Atmung, Ernährung). s. a. Diosmose
osmotischer Druck	da semipermeable Wände nur dem Lösungsmittel, nicht aber dem gelösten Stoff den Durchtritt gestatten, entsteht in der Lösung auf die sie einschließende Wand ein meßbarer Überdruck = o. D. oder Wanddruck. Versuch: Pfeffer'sche Zelle

ossär	den Knochen betreffend
osseus, -a, -um,	knöchern
Ossiculum	Knöchelchen
Ossicula auditus	Gehörknöchelchen: Hammer, Amboß, Steigbügel
Ossifikation	Verknöcherung
ossifizierend	verknöchernd, zur Verknöcherung führend
Ostektomie	chirurgische Knochenentfernung
osteo . . .	auf den Knochen bezüglich
Osteoblasten	Knochenbildungszellen
osteogen	vom Knochen ausgehend
Osteoklasie	gewaltsames Zerbrechen verkrümmter Knochen
Osteoklasten	knochenzerstörende Riesenzellen
Osteologie	Lehre von den Knochen
Osteolyse	Auflösung von Knochengewebe
Osteom	gutartiger Knochentumor
Osteomalazie	Erweichung der Knochengrundsubstanz
Osteomyelitis	Knochenmarkentzündung
Osteosklerose	Verdichtung der Spongiosa des Knochens mit Verkleinerung der Markräume
Osteotomie	Durchtrennung eines Knochens
Ostitis	Knochenentzündung
Ostium	Mündung, Eingang
Ostium venae cavae inferioris	Mündung der unteren Hohlvene im rechten Vorhof des Herzens
Ostium venae cavae superioris	Mündung der oberen Hohlvene im rechten Vorhof des Herzens
oszillatorisch	schwankend, schwingend, zitternd
Oszillograph	Apparat zum Aufzeichnen von Schwingungen, z. B. des Pulses
oticus	zum Ohr gehörend
Otitis	Ohrenentzündung
otogen	vom Ohr ausgehend
Otologe	Ohrenarzt
Otologie	Ohrenheilkunde
oval	eiförmig
Ovum	Ei
Oxidation	Anlagerung von Sauerstoff oder Entzug von Wasserstoff

Raum für persönliche Ergänzungen:

Raum für persönliche Ergänzungen:

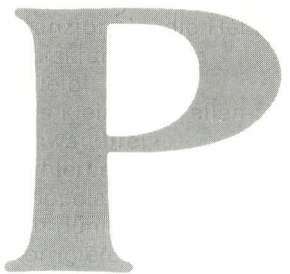

Pädiater	Kinderarzt
Pädiatrie	Kinderheilkunde
Pädodontie	Kinderzahnheilkunde
palatinal	gaumenwärts, dem Gaumen zu gelegen
palatinus, -a, um,	zum Gaumen gehörend, den Gaumen betreffend
Palatoschisis	Gaumenspalte
Palatum	Gaumen, harter und weicher Gaumen
Palatum durum	harter Gaumen
Palatum molle	weicher Gaumen
pallidus, -a, um,	blaß, bleich
Palma	Handfläche
palmar	die Handfläche betreffend
palpabel	tastbar
Palpation	Untersuchung durch Abtasten
Pankreas	Bauchspeicheldrüse
Pankreatitis	Entzündung der Bauspeicheldrüse
Pansinusitis	Entzündung aller Nasennebenhöhlen
Pantographie	dreidimensionale Aufzeichnungen der Unterkieferbewegungen mit Hilfe eines Pantographen und anschließendes Programmieren des Artikulators, der jede aufgezeichnete Unterkieferbewegung reproduzieren kann; z. B. Stuart-Pantograph und -Artikulator)
Papilla	warzenförmige Erhebung
Papillae filiformes	fadenförmige Papillen auf der Zunge; die größeren unter ihnen nennt man Papillae conicae
Papillae foliatae	mehrere parallele Schleimhautfalten mit Geschmacksknospen am hinteren seitlichen Zungenrand

Papillae fungiformes	pilzähnliche Papillen an der Zungenspitze und an den Zungenrändern
Papilla incisiva	kleine Schleimhauterhebung über dem Foramen incisivum
Papilla parotidea	kleiner Schleimhauthöcker an der Einmündung des Ductus parotideus, seitlich vom 2. oberen Molaren in der Wange; auch Papilla salivaria buccalis
Papilla salivaria sublingualis	richtiger: Caruncula sublingualis; Schleimhauthöcker beiderseits des Frenulum linguae
Papillae vallatae	wallförmige Papillen; 7—12 runde Papillen mit einem Wall umgeben, an dessen Wänden sich die Geschmacksknospen befinden, vor dem sulcus terminalis gelegen
para-	neben, bei, hin, darüber hinaus
paradox	widersinnig, befremdend, ungewöhnlich
Parafunktionen	(schädliche) Nebenfunktionen mit traumatischer Wirkung; nach W. DRUM: psychisch motivierte P., streßbedingte P., habituelle P., endogene P., exzessive kompensatorische P.; s. a. Bruxismus
parallel	gleichlaufend
Paralyse	völlige motorische Lähmung
Paramolaren	überzählige Zähne im Molarenbereich, meist im Oberkiefer
Paranoia	Geisteskrankheit
parapulpär	neben der Pulpa
Parasit	Schmarotzer, Krankheitserreger
Parasympathikus	Antagonist des Sympathikus; Teil des vegetativen Nervensystems, das der Erholungsphase der Organe dient
paravenös	neben der Vene
paraxial	neben der Achse
paravertebral	neben der Wirbelsäule
Parenchym	spezifisches Organgewebe; Gegensatz: Stroma, unspezifisch-bindegewebige Organversorgung
parenteral	unter Umgehung des Magen- und Darmtraktes; Ernährung geschieht durch die Haut oder Blutbahn, durch Injektionen oder Infusionen
Parese	unvollständige motorische Lähmung
Paries	Wand
parietal	1. wandständig, eine Wand betreffend 2. zum Scheitelbein gehörend

parodontal	das Patodontium betreffend, zum Parodontium gehörend
Parodontaldiagnostik	Erkennen parodontaler Erkrankungen, u. a. durch Messung der Zahnfleischtaschentiefe und der Zahnbeweglichkeit
Parodontalhygiene	Oberbegriff für alle Maßnahmen, die der Gesunderhaltung des marginalen Parodontiums dienen
Parodontalprophylaxe	vorbeugende Maßnahmen zur Erhaltung eines Restgebisses durch kontinuierliche Pflege sowie eine prothetische Parodontalprophylaxe bei der Versorgung mit Zahnersatz; Parodontienfreiheit durch großzügige Aussparung des marginalen Parodonts bei Modellgußprothesen — Überkronung von Klammerzähnen — Stabilisierung des Restgebisses durch Blockbildung — starre Verankerung der Prothese mit dem Restgebiß, um horizontale Schubwirkungen auf einzelne Restzähne zu vermeiden
Parodontaltherapie	Behandlung parodontaler Erkrankungen, u. a. durch gezielte Entfernung aller Ablagerungen sowie durch Motivation des Patienten für eine prophylaktische Mundhygiene
Parodontienfreiheit	großzügige Aussparungen des marginalen Parodonts bei Modellgußprothesen, damit eine Selbstreinigung dieser Bereiche und der Interdentalpapillen durch eine Speichelumspülung geschehen kann. Die Massage der Gingivalränder durch die Zunge und die dadurch gegebene bessere Durchblutung dieser Gewebe dient der Gesunderhaltung des Parodontiums
Parondontitis	entzündliche Vorgänge innerhalb des Parodontiums, meist tiefgreifende entzündliche Form
Parodontium	Zahnerhalteapparat
Parodontologie	Lehre vom Parodontium und seinen Krankheiten
Parodontopathien	Oberbegriff für alle pathologischen Veränderungen im Parodontium
Parodontose	gleichmäßiger, nicht entzündlicher Schwund des Parodontiums, der zur Lockerung und später zum Verlust der betroffenen Zähne führt
paroral	neben dem Mund gelegen
Parotis	Ohrspeicheldrüse; Glandula parotis
Parotitis	Entzündung der Ohrspeicheldrüse

Pars	Teil
Pars alveolaris	zahntragender Teil, ohne scharfe Grenze in den Corpus mandibulae übergehend, zur Aufnahme der Zahnwurzeln
Pars petrosa	Felsenbeinpyramide
partiell	teilweise
Partikel	kleines Teilchen
Parulis	Kieferschwellung infolge Entzündung; „dicke Backe"
passiv	tatenlos, teilnahmslos, untätig
pasteurisieren	Lebensmittel durch Erhitzung haltbar machen
pathogen	krankmachend, krankheitserregend
Pathologie	Lehre von den krankhaften Veränderungen des Körpers und seiner Organe
pathologisch	krankhaft
pathophysiologisch	krankhaft veränderte Lebenserscheinungen
Patrize	Positivform; erhabener Anteil passend zu einer Matrize; in der Zahntechnik: Geschiebepatrize
penetrant	aufdringend, durchdringend
Pepsin	Magenferment zur Anverdauung der Eiweiße
per-	durch-, hindurch-
Perforation	Durchbohrung, Durchlöcherung
perforiert	durchlöchert
peri-	um, herum
periapikal	um die Wurzelspitze herum
Perikard	Herzbeutel
Perikoronitis	Entzündung des marginalen Parodonts bei erschwertem Zahndurchbruch, meist des Weisheitszahnes; Behandlung der akuten Perikoronitis erfolgt durch Reinigen mittels Ultraschall und Wasserspray, mitunter auch einer Inzision des noch okklusal liegenden Gingivallappens
perimandibulär	den Unterkiefer umgebend, z. B. ein perimandibulärer Abszeß
periodisch	bei gleichem Zeitabstand wiederkehrend
periodontal	auf die Wurzelhaut bezüglich
Periodontalspalt	Wurzelhautspalt; Spalt zwischen Wurzelhaut und Zahnwurzel, im Röntgenbild sichtbar
Periodontitis	Wurzelhautentzündung; richtiger: Parodontitis apicalis acuta
Periodontium	Wurzelhaut
perioral	in der Umgebung des Mundes
Periost	Knochenhaut, Beinhaut
periostal	zum Periost gehörig

Periostitis	Knochenhautentzündung
peripher	nebensächlich; Gegensatz: zentral
Peristaltik	fortschreitende, rhythmische Kontraktion von Hohlorganen, z. B. des Darmes
Peritoneum	Bauchfell
perivaskulär	in der Nähe eines Gefäßes
perkanalär	durch den Kanal; z. B. eine Schraube durch den Wurzelkanal bei Wurzelfrakturen einwurzliger Zähne
Perkussion	Beklopfung, Abklopfen; in der Zahnheilkunde: das Beklopfen eines Zahnes und Beurteilung des dabei auftretenden Schalles
perkutan	durch die Haut hindurch
perkutieren	beklopfen
perkutorisch	durch Beklopfung festgestellt
permanent	dauernd, unaufhörlich, ununterbrochen
Permanenz	Dauerzustand; in Permanenz = ohne Unterbrechung
permeabel	durchlässig
Permeabilität	Durchlässigkeit einer porenhaltigen Membran
permukös	durch die Schleimhaut hindurch
perniziös	bösartig
per os	durch den Munde; auch peroral
Persistenz	Beharrlichkeit, Fortbestehen
persistieren	beharren, überdauern
persistierter Milchzahn	ein im Munde verbliebener Milchzahn über die Zeit des normalen Zahnwechsels hinaus
Pharmakologie	Arzneimittellehre
Pharmakon	Arzneimittel
Pharmakopöe	amtliches Arzneibuch
Pharmazie	Apothekerkunst; Arzneimittelzubereitung
Pharmazeut	Apotheker
Pharyngitis	Entzündung der Rachenschleimhaut
Pharynx	Rachen
Philtrum	senkrechte Oberlippenrinne
Phlegmone	Zellgewebsentzündung
Phonetik	Lautbildung
Physik	Lehre von den Naturkörpern und solchen Naturerscheinungen, die ohne stoffliche Veränderungen erfolgen; Zweig der Naturwissenschaften
Physiologie	Lehre von den normalen Organfunktionen
physiologisch	der Gesundheit und den normalen Lebenserscheinungen entsprechend

physiologischer Zahnersatz	der Kaudruck wird nur auf die Restzähne übertragen; Gegensatz: unphysiologischer Zahnersatz = der Kaudruck wird nur auf die Schleimhaut übertragen (RUMPEL)
physisch	natürlich, körperlich, sinnlich
Physiognomie	Gesichtsausdruck, Gesichtsbildung
Pia mater encephali	weiche Hirnhaut, überzieht die Hirnoberfläche
Pigment	Farbstoff des Körpers
Pin	Stift, Nadel
Pinlay	(engl.) Gußfüllung mit gegossenen Verankerungsstiftchen
Pinledge	(engl) modifizierte Halbkrone mit parapulpären Verankerungsstiftchen aus gezogenem Drahtmaterial
piriformis	birnenförmig
pisiformis	erbsenförmig
plantar	die Fußsohle betreffend
Planum	Fläche
Planum alveolare	die nach Zahnverlust abgeheilte Oberfläche des Alveolarfortsatzes
Plaques	weiche, klebrige Zahnbeläge bestehend aus lebenden und toten Mikroorganismen sowie abgestoßenen Epithel- und Blutzellen
Plasma	Gebildetes; 1. Protoplasma = Lebensstoff der Zelle, 2. Blutplasma = Blutflüssigkeit
Pleura	Brustfell
Plexus	Geflecht; Verzweigung von Blutgefäßen und Nerven
Plexus dentalis inferior	Nervengeflecht innerhalb des Canalis mandibulae zur Versorgung der Unterkieferzähne mit den Rami alveolares inferiores
Plica	Falte
Plicae palatinae transversae	Gaumenfalten
Plica pterygomandibularis	Rachenbläserfalte; bei geöffnetem Mund als Falte sichtbar und palpabel, bedingt durch die Raphe pterygomandibularis, die zwischen Hamulus pterygoideus und Trigonum retromolare verläuft
Plural	Mehrzahl
pluralistisch	vielgliedrig
pluriglandulär	mehrere Drüsen betreffend
plurikausal	auf mehrere Ursachen bezüglich
pneumaticus	lufthaltig

pneumatisch	durch Luft bewegt, auf Luft und Atem bezüglich
Pneumonie	Lungenentzündung
Pogonion	größte knöcherne Kinnrundung nach vorn
Poliomyelitis	Kinderlähmung
poly-	viel, vielfach
Polyarthritis	Entzündung mehrerer Gelenke, entzündlicher Rheumatismus
Polydaktylie	Finger- und Zehenüberzahl
polymorph	vielgestaltig
Polyp	Wucherung, Schleimhautgeschwulst
Polyzytämie	Überschuß an Blutzellen
polyzystisch	aus vielen Zysten bestehend
porös	löcherig, durchlässig
Porta	Pforte
portal	die Pfortader (Vena portae) betreffend
Portio	Anteil
Porus	Öffnung, Gang
Porus acusticus externus	Öffnung des äußeren Gehörganges
Porus acusticus internus	Öffnung des inneren Gehörganges an der Felsenbeinhinterwand
positiv	tatsächlich, vorhanden, bejahend
post-	nach
post festum	nachträglich
posterior, -us,	der, die, das Hintere
posteruptiv	nach dem Zahndurchbruch
postoperativ	nach einer Operation
potentiell	möglich; der Möglichkeit nach
potenzieren	steigern
prä-	vor
Prädentin	noch nicht voll entwickeltes Dentin der Entwicklungsperiode zwischen den Odontoblastenfortsätzen
prädestiniert	berufen
prädikativ	aussagend
Prädilektionsstelle	bevorzugte Stelle
präeminent	hervorragend, hochgestellt
präeruptiv	vor dem Durchbruch, z. B. eines Zahnes
präformiert	im Keim vorgebildet
präjudizieren	der Entscheidung vorgreifen
Prämisse	Voraussetzung
Prämolaren	vor den Molaren oder Dentes praemolares

präparieren	vorbereiten, zubereiten; in der Zahnheilkunde = beschleifen, also vorbereiten eines Zahnes zur Aufnahme einer Füllung, usw.
präprothetisch	vor der prothetischen Versorgung
präsent	gegenwärtig, zur Verfügung
präventiv	vorbeugend, zuvorkommend
primär	vordringlich, zuerst vorhanden, ursprünglich
primitiv	einfach, dürftig, ungebildet
pro-	vor, für
Processus	Fortsatz
Processus alveolaris	Alveolarfortsatz
Processus condylaris	Gelenkfortsatz des Unterkiefers, früher: Proc. articularis
Processus coronoideus	Muskelfortsatz des Unterkiefers, Kronenfortsatz; früher Proc. muscularis
Processus frontalis	Stirnfortsatz des Oberkiefers
Processus mastoideus	Warzenfortsatz des Schläfenbeins
Processus palatinus	Gaumenfortsatz
Processus pterygoideus	Flügelfortsatz des Keilbeins
Processus pyramidalis	Pyramidenfortsatz, am Gaumenbein des OK
Processus styloideus	Griffelfortsatz des Schläfenbeins
Processus zygomaticus	Jochbeinfortsatz
pro die	täglich
Profil	Seitenansicht des menschlichen Kopfes
profundus	tiefliegend
Progenie	auch mandibuläre Prodontie; Vortritt des Unterkiefers mit umgekehrtem Frontzahnüberbiß; Überentwicklung des Unterkiefers = **echte Progenie. Unechte** oder **Pseudoprogenie** = Unterkiefer normal entwickelt, während der Oberkiefer unterentwickelt ist. **Sekundäre Progenie** = bei Totalprothesen durch eine Positionsänderung des Unterkiefers nach ventral infolge einer Atrophie der Alveolarfortsätze sowie auch bei fehlender Interkuspidation von Totalersatz; mitunter auch zu beobachten, wenn Kunststoff-Frontzähne im OK durch Porzellanzähne im UK abradiert worden sind

Prodontie	Vorbiß eines Kiefers = maxilläre oder mandibuläre Prodontie
Prognathie	das Vorstehen des Oberkiefers, auch gebraucht bei Rücklage des Unterkiefers; richtiger maxilläre Protrusion
Prognose	Vorhersage
progressiv	fortschreitend
Proliferation	Wucherung
prominent	vorspringend, hervorragend
Pronation	Einwärtsdrehung der Hand oder des Fußes
Propädeutik	Vorbereitungsunterricht an Hochschulen
Prophase	Vorbereitungsphase zur Kernteilung
Prophylaxe	vorbeugende Behandlung, Vorbeugung
proportional	im gleichen Verhältnis
Propulsion	propello = treibe vor; ältere Bezeichnung für Vorbiß; richtiger = Protrusion
Prothese	künstlicher Ersatz verlorengegangener Körperteile
Prothetik	in der Zahnheilkunde = Zahnersatzkunde
Protrusion	die Bewegung des Unterkiefers, bei der sich beide Kondylen gleichzeitig nach ventral bewegen; protrudere = vorschieben; Vorwärtsbewegung
Protrusionfacetten	Höckerflächen, auf denen zentrische Stops gleiten: im Oberkiefer sind es die distalen Dreieckswülste der bukkalen Höcker für die zentrischen Stops der bukkalen Unterkieferhöcker und im Unterkiefer sind es die mesialen Dreickswülste der lingualen Höcker für die zentrischen Stops der palatinalen Oberkieferhöcker
Protuberantia	Vorsprung
Protuberantia mentalis	Kinnvorsprung
Protuberantia occipitalis externa	Knochenvorsprung in der Mitte des Hinterhauptbeins
Protuberantia occipitalis interna	Mitte der kreuzförmigen Knochenerhebung der Innenfläche des Os occipitale
pseudo...	falsch, unecht, vortäuschend
Psyche	Geist, Seele
psychisch	auf die Seele bezüglich
psychogen	seelisch bedingt
Psychologie	Seelenkunde

Psychosen	Geisteskrankheiten
pterygoideus, -a, -um,	flügelförmig
pueril	kindlich
pulmonal	zur Lunge gehörig
Pulpa (dentis)	Zahnmark, Inhalt des Cavum dentis
Pulpapolyp	chronische Pulpenentzündung bei stark zer- störten Zähen mit offenem Pulpenkavum, nur bei sehr jungen Menschen vorkommend
Pulpitis	Entzündung der Pulpa, mit umfangreichen Ein- teilungen nach Art des Auftretens, z. B. akut, chronisch, atypisch, usw.
Punktion	Anzapfung; Eröffnung
pur	rein, unverfälscht
purulent	eitrig
Pus	Eiter
putride	faulig
pyogen	eitererzeugend, eitererregend
Pykniker	kurzwüchsiger, massiger Konstitutionstyp
pyretisch	fieberhaft, Fieber erzeugend
Pyrexie	Fieber
pyrogen	Fieber verursachend

Raum für persönliche Ergänzungen:

Raum für persönliche Ergänzungen:

Q. s.	auf Rezepten = quantum satis: genügende Menge, soviel wie nötig
Quaddel	Anschwellung der Haut oder Schleimhaut, Ödem, manchmal nach Schleimhautinjektion auftretend
Quadrant	Viertelkreis; in der Zahnheilkunde Aufteilung beider Zahnreihen im 4 Zahnbogenquadranten
quadrangulär	viereckig
quadrigeminus	vierfach
Qualifikation	Befähigung
qualifizieren	befähigen, eignen, sich auszeichnen
Qualität	Eigenschaft, Beschaffenheit
qualitativ	die Qualität betreffend
Quant	verschieden große, nicht weiter teilbare Energieteilchen
Quantenbiologie	Zweig der Biophysik, die sich mit der Quantentheorie bei biologischen Vorgängen befaßt
Quantentheorie	Physik der elementaren Gebilde
Quantität	Menge, Umfang, Größe
quantitativ	die Menge betreffend
Quantum	Anzahl, Menge
Quarantäne	Isolierzeit, Seuchenschutz, Schutzsperre
quartus, -a, -um,	vierter
quasi	sozusagen
Querulanz	Streitsucht
Quintessenz	das Wesentliche;
Quintus	der Fünfte
quitt	frei, los
quittieren	den Empfang bescheinigen
Quotient	das Ergebnis einer Teilung

Raum für persönliche Ergänzungen:

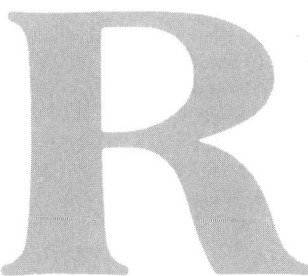

Rachitis	frühkindliche Knochenerweichung, Vitamin-D-Mangelkrankheit, „englische Krankheit"
radiär	strahlig
radikulär	wurzelwärts, zu einer Wurzel gehörend
radiogen	durch Strahleneinwirkung entstanden
Radius	Halbmesser; Unterarmspeiche
Radix	Wurzel
Radix dentis	Zahnwurzel
Radix linguae	Zungenwurzel
Radix nasi	Nasenwurzel
Radix relicta	in der Alveole verbliebener Wurzelrest nach Zahnextraktion
Ramifikation	Verästelung, Verzweigungen; z. B. Wurzelkanäle an der Wurzelspitze = apicales Delta
Ramus	Ast, Zweig; z. B. eines Gefäßes, eines Nerves oder eines Knochens
Ramus mandibulae	aufsteigender Unterkieferast
Raphe	Naht
Raphe musculi mylohyoidei	Kinnzungenbeinnaht, von der Spina mentalis zum Zungenbein
Raphe palati	Gaumenleiste, entsteht durch die Verbindung der beiden Gaumenfortsätze, darunterliegend die Sutura palatina mediana; die R. p. in breiter Form = Torus palatinus
Raphe pterygomandibularis	Flügelunterkiefernaht; Sehnenstreifen zwischen Hamulus pterygoideus und Unterkiefer; bei stark atrophiertem Alveolarfortsatz im UK und maximaler Mundöffnung entsteht an der Ansatzstelle der R. p. das Tuberculum alveolare mandibulae; s. a. Plica pterygomandibularis
Rarefikation	Knochenabbau, Resorption von Knochengewebe

Reaktion	Gegenwirkung, Rückwirkung, ausgelöste Wirkung
reaktionslos	keine Gegenwirkung hervorrufend
reaktivieren	wieder in Tätigkeit setzen
Reanimation	Wiederbelebung; Wiederherstellung von Atmung und Blutzirkulation nach Unfall, Schock
Rebasierung	zahntechn. Leistung, Neufertigung einer ganzen Gaumenbasis einer totalen Oberkieferprothese
Recessus	Winkel, Nische, Ausbuchtung, Grube
Recessus pharyngeus	seitliche Nische des Nasenrachenraumens hinter der Ohrtrompete, Verbindungsgang zwischen Mittelohr und Nasenrachenraum zur Lüftung der Paukenhöhle
Rectum	Mastdarm
recurrens	zurücklaufend
Reduktion	in der Chemie: Wegnahme von Sauerstoff oder Anlagerung von Wasserstoff
referieren	Bericht erstatten
reflektieren	zurückwerfen, zurückstrahlen
Reflex	unwillkürliche Bewegung auf einen Nervenreiz, z. B. Muskelkontraktion
Regeneration	Wiederherstellung; z. B. Heilungsprozeß
regenerieren	wiederherstellen
regenerativ	erneuernd
Regio	Gegend, Gebiet
Regio buccalis	Wangengegend
Regiones faciei	die topographischen Felder des Gesichtes
Regio mentalis	Kinngegend
Regio nasalis	Nasenfeld, Nasengegend
Regio oralis	Gebiet um die Mundspalte
Registrat	Wachsschlüssel, intermaxillarer Wachsindex; zentrisches Registrat = Registrieren der terminalen Scharnierachsenposition mittels Wachsplatte und Überprüfung der Modellmontage mit dem Kontrollsockel (Split cast); Positionsregistrate des Unterkiefers bei Exkursionsbewegungen zu diagnostischen Zwecken: Protrusions-, Rechtslateral- und Linkslateralregistrate
regressiv	rückläufig, zurückgehend
Regulation	Steuerung, Ausgleich
Rehabilitation	Wiederherstellung; orale R. = Wiederherstellung des stomatognathen Systems

Reimplantation	Wiedereinpflanzung; s. a. Replantation
Reinfektion	Wiederinfektion
rekapitulieren	wiederholen, zusammenfassen
rekonstruieren	den alten Zustand wieder herstellen
Rekonvaleszent	Genesender
Rekonvaleszenz	Genesung
Rekristallisation	Weichglühen nach Kaltverformung eines Metalles, Neuorientierung deformierter Kristalle
rektal	den Mastdarm betreffend
Relation	Verhältnis, Beziehung
Relation, zentrale	richtiger: terminale Scharnierachsenposition, siehe dort
relativ	verhältnismäßig
Remineralisierung	ein minimaler Schmelzschaden kann durch den Speichel in einem langsamen Prozeß wiederverkalkt, d. h. remineralisiert werden, wenn die Pausen zwischen den kariogenen Mahlzeiten lang genug sind (W. HOLZINGER)
Remontage	Zurücksetzung in den Artikulator; a) Totalersatz: okklusale Korrekturen der Prothesen infolge polymerisationsbedingter Veränderungen sowie das Einschleifen der Rechts-und Linkslateralbewegungen sind über die Split-Cast-Methode nach LAURITZEN vor dem definitiven Einsetzen der Totalprothesen notwendig. b) Festsitzender Zahnersatz: die okklusal noch nicht ausgearbeiteten Gußobjekte werden einprobiert und über einen Remontagevorgang mittels einzelner Matrizen aus Kaltpolymerisat für Ober- und Unterkiefer, Remontagemodelle, Gesichtsbogenübertragung und dem zentrischen Registrat erneut in den Artikulator übertragen, um ideale Okklusionsbeziehungen zu erzielen (BAUER/GUTOWSKI)
Remontieren	auch Reokkludieren; Zurücksetzen eines Zahnersatzes in den Artikulator zwecks letzter Okklusionskontrolle vor dem definitiven Eingliedern
Ren	Niere; Plural = Renes
renal	von den Nieren ausgehend
Ren mobilis	Wanderniere
reorganisieren	neugestalten, umbilden

repetieren	wiederholen
Repetition	Wiederholung
Replantation	Wiedereinpflanzung, z. B. eines Zahnes
reponieren	zurückbringen, zurücklegen; in der Medizin = ein verrenktes Glied wieder einrenken
reproduzieren	nachbilden; in der Prothetik = reproduzierte Mundsituation (Zahnstümpfe) auf dem Gipsmodell
Resektion	Ausschneidung, Abtragung; z. B. Wurzelspitzenresektion = apicale Wurzelamputation
resezieren	herausschneiden, wegschneiden
Resilienz	Nachgiebigkeit der Schleimhaut
resistent	widerstandfähig
Resistenz	Widerstandsfähigkeit
Resonanz	Mitschwingen, Widerhall
resorbieren	aufsaugen
Resorption	Aufsaugung; R. einer Zahnwurzel = physiologische Auflösung der Zahnwurzel bei Milchzähnen vor dem Zahnwechsel
Respiration	Atmung
respiratorisch	die Atmung betreffend
respirieren	atmen, einatmen
restaurieren	wiederherstellen
restituieren	wiedereinsetzen
Restitution	Wiederherstellung, Wiedereinsetzung
Restriktion	Einschränkung, Vorbehalt
retard, retardieren	hemmen, verlangsamen, verzögern
Retention	Zurückhaltung; in der Prothetik = Haltevorrichtung an Zahnersatz oder Retentionsgebiet in der Klammertechnik = Infrawölbung am Klammerzahn; in der Zahnheilkunde = wenn ein Zahn über die eigentliche Durchbruchszeit im Kiefer festgehalten wird = retinierte Zähne
retikulär	netzförmig
Reticulum	Netzwerk
Retina	Netzhaut
retinieren	zurückhalten
retrahieren	zurückziehen
Retraktion	Zurückziehung, Schrumpfung, Verkürzung; z. B. Gingivalrandretraktion
retral	zurückziehen, -bringen, -holen
retrale Kontaktposition	RKP, die Okklusion in terminaler Scharnierachsenposition; auch retrudierte Kontaktposition oder terminale Kontaktposition; früher: zentrische Relation, Zentrik

retro-	rückwärts
retrograd	rückläufig
retromolaris, -e,	hinter den Molaren
retromylohyoid	hinter der Mundbodenleiste gelegen; retromolare Region zur Ausdehnung retromolarer Prothesenflügel am unteren Totalersatz (JÜDE)
Retropulsions-facetten	Höckergleitbahnen im Seitenzahnbereich, auf denen die Zahnreihen bei Rückführung des Unterkiefers bis in die retrale Kontaktposition gleiten
retrospektiv	rückblickend
retrovertiert	zurückübersetzt, zurückgedreht
retrudieren	zurückstoßen, zurücktreiben; z. B. in der Kieferorthopädie: Zähne durch Federn zurückbewegen
retrudierte Kontakte	Okklusionskontakte entsprechend MODU-Regel; bei 80—90 % aller bezahnten Patienten anzutreffen und durch eine Dorsalbewegung des Unterkiefers (Retrusion) zu erreichen, wobei die habituelle Interkuspidation verlorengeht; gelten dann als physiologisch, wenn sie a) bilaterial synchron auftreten und b) mindestens auf je 3 Antagonistenpaaren pro Kieferseite auftreffen
Retrusion	die Bewegung des Unterkiefers, bei der sich beide Kondylen gleichzeitig nach dorsal bewegen; retrudere = zurücktreiben; Rückwärtsbewegung
reversibel	umkehrbar; Gegensatz: irreversibel
rezent	frisch
rezeptiv	aufnehmend
rezessiv	zurücktreten, zurückweichen, unterdrückt
rezidiv	rückfällig
reziprok	wechselseitig
rezitieren	vortragen
Rhagaden	Risse, Schrunden; auch an der Lippe auftretende oberflächliche Einrisse
Rheumatismus	Gelenk- oder Muskelschmerzen
Rhinitis	Nasenschleimhautentzündung
rhinogen	von der Nase ausgehend
Rhinologie	Nasenheilkunde
Rima	Spalte
Rima glottidis	Stimmritze
Rima oris	Mundspalte

Rima palpebrarum	Lidspalte zwischen den Rändern des oberen und unteren Augenlides
rostral	im Körper nach vorne gelegen
Rostrum	Schnabel
Rostrum sphenoidale	Keilbeinschnabel, Knochenleiste an der Vorderfläche des Keilbeinkörpers
Rotation	Drehung
rotundus, -a, -um	rund
Rp.	auf Rezepten = recipe = nimm! (Einleitungsformel auf allen Rezepten)
ruber, -ra, -rum	rot
Rubor	klinisch = Entzündung, entzündliche Hautrötung
Rudiment	verkümmerter Rest
rudimentär	verkümmert, nicht ausgebildet
rudimentäre Zähne	nicht ausgebildete, meist überzählige Zähne
Rugae	Falten
Rugae palatinae	alte Bezeichnung für Gaumenfalten, richtiger Plicae palatinae transversae
Ruhelage	auch Ruheschwebelage; unbewußte Abstandhaltung des Unterkiefers zum Oberkiefer. Dabei besteht keine Okklusion
Ruminantia	Wiederkäuer
Ruptur	Zerreißung

Raum für persönliche Ergänzungen:

Raum für persönliche Ergänzungen:

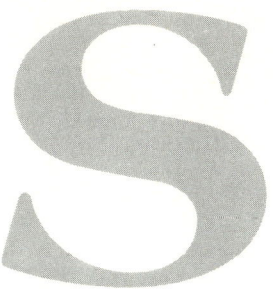

Saccharum	Zucker
Sacculus	Säckchen
Saccus	Sack
Saccus lacrimalis	Tränensack
sacrum	heilig, groß
Sagitta	der Pfeil
sagittal	in Pfeilrichtung; Sutura sagittalis = Pfeilnaht, Verbindungsnaht der beiden Scheitelbeine; von vorn nach hinten
sakral	das Kreuzbein betreffend
Saliva	der Speichel
salivalis	zum Speichel gehörend
sanguinolent	blutig
Sanguis	das Blut
sanieren	heilen
Sanierung	die Heilung
sanitär	auf das Gesundheitswesen bezüglich
saturieren	sättigen
Saturnismus	Bleivergiftung
Scapula	Schulterblatt
Scharnierachse	eine gedachte Achse, um die sich die Kondylen bei der Öffnungs- und Schließbewegung des Unterkiefers drehen
schematisch	unschöpferisch, vereinfacht
Schizodontie	Zwillingszähne
Schizophrenie	Bewußtseinsspaltung
secundus, -a, -um	zweiter, zweite, zweite
sedativ	beruhigend
Sedativa	Beruhigungsmittel
Sediment	Bodensatz, Niederschlag
sedimentär	durch Ablagerung entstanden

Segment	Abschnitt
Sekret	Drüsenabsonderung
Sekretion	Absonderung, Ausscheidung von Drüsenflüssigkeiten
sekretorisch	auf die Sekretion bezüglich
Sektion	Leichenöffnung
sekundär	zweitrangig, an zweiter Stelle
Sekundärdentin	Dentin, das physiologisch während der Funktionsphase des Zahnes entsteht; s. a. Tertiärdentin
Sekundärkaries	erneuter kariöser Defekt am Füllungsrand infolge mangelhafter Primärversorgung
Selektion	Auslese
selektiv	auswählend
Sella turcica	Türkensattel; er liegt über der Keilbeinhöhle und enthält die Hypophyse
semi-	halb-
semilunar	halbmondförmig
semipermeabel	halbdurchlässig
senil	greisenhaft, altersschwach
Senilität	Altersschwäche
Senium	Greisenalter
Sensation	Sinneswahrnehmung, Empfindung; z. B. Schmerzsensation; auch ein aufsehenerregendes Ereignis
sensationell	aufsehenerregend
sensibel	empfindsam, empfindend
sensibilisieren	empfindlich machen
Sensibilität	Feinfühligkeit
sensorisch	auf Sinneswahrnehmungen bezüglich
Sensorium	Bewußtsein, Empfindungsvermögen
separabel	trennbar
Separanda	Arzneimittel, die unter Verschluß aufzubewahren sind
separat	abgesondert
Separation	Trennung, Absonderung
separieren	trennen; in der konservierenden Zahnheilkunde: das Separieren = das Auseinanderdrängen der Zähne mittels konfektioneller Separatoren durch Keil- oder Schraubenwirkung zwecks Herstellung funktionstüchtiger Kontaktpunkte so wie zur Feststellung zweifelhafter Kontaktkaries; diese Separation ist reversibel
Sepsis	Blutvergiftung

Septum	Scheidewand
Septa interalveolaria	Alveolarsepten, Knochenkämme zwischen den Alveolen
Septa interradicularia	Knochenwände zwischen den Wurzeln eines Zahnes
Septum nasi osseum	knöcherne Nasenscheidewand; sie wird teilweise gebildet vom Vomer = Pflugscharbein
Sequester	abgestorbenes Knochenstück
serös	aus Serum bestehend; dünnflüssig
Serologie	Lehre von den Eigenschaften der Seren
serotinus, -a, -um,	zu spät kommend; Dens serotinus = Weisheitszahn
Serum	Blutserum; nicht gerinnbare Blutflüssigkeit
sezernieren	absondern
Sezieren	Leicheneröffnung zwecks Feststellung der Todesursache
Sharpey'sche Fasern	Bindegewebsfasern, die vom Wurzelzement in die Alveoleninnencortikalis ziehen, auch Fibrae dento-alveolares genannt; dienen der elastischen Aufhängung des Zahnes in seiner Alveole
siccus, -a, -um,	trocken; Gangräna sicca = trockene Form einer Gangrän der Pulpa
Sigmatismus	fehlerhafte Aussprache des Buchstabens S, u. a. auch bedingt durch Stellungsanomalie der Zähne
simplex	einfach
simultan	gleichzeitig, gemeinsam
Singular	Einzahl
singularis	einzeln
sinister, -ra, -rum	der, die, das linke; links
Sinus	1. Höhle, Hohlraum, Nebenhöhle; 2. Ausbuchtung, Erweiterung der Blutleiter, erweiterte Stelle eines Kanals
Sinus cavernosus	Hirnsinus, schwammiger Venenraum auf beiden Seiten des Keilbeins, in ihm liegen mehrere Hirnnerven
Sinus frontalis	Stirnhöhle
Sinus maxillaris	Kieferhöhle
Sinus paranasales	Nasennebenhöhlen
Sinus sphenoidalis	paarige Keilbeinhöhle
Sinusitis maxillaris	Kieferhöhlenentzündung
sistieren	aussetzen, unterbrechen

Situation	Lage, Zustand
Skelett	Geripppe, Knochengerippe; Entwurf
Sklerose	Verhärtung, Verkalkung
sklerotisch	verhärtet
Skorbut	Vitamin-C-Mangelkrankheit
Slice-cut	Scheibenschnitt, Scheibenschliff; Präparationstechnik im Approximalraum von Prämolaren und Molaren zur Aufnahme einer Gußfüllung
solidus, -a, -um,	fest
Solum	Boden
solutus, -a, -um,	gelöst
Solv.	auf Rezepten = Solve, löse auf!
somatisch	körperlich
Somatologie	Lehre vom menschlichen Körper
somnambul	schlafwandlerisch
Somnambulismus	Schlafwandeln
sonor	klangkräftig, volltönend
Spasmus	Krampf
spastisch	krampfartig
Spatium	Raum, Zwischenraum
Spatium interdentale	Interdentalraum
spezifisch	kennzeichnend, eigentümlich
Spezifikum	Heilmittel für eine bestimmte Krankheit
sphärisch	kugelförmig, kugelig
sphenoidalis	keilähnlich
Spina	Dorn, spitzer Knochenvorsprung
Spinae mentales	früher: Spinae mandibulae; an der Innenseite des Unterkiefers neben der Medianlinie gelegene Knochenvorsprünge = Kinndorne, die paarig angeordnet sind als 2 Kinnzungenmuskel- und 2 Kinnzungenbeinmuskeldorne
Spinae musculi genioglossi	Kinnzungenmuskeldorne, Ursprung des Musculus genioglossus = Kinnzungenmuskel
Spinae musculi geniohyoidei	Kinnzungenbeinmuskeldorne, Ursprung des Musculus geniohyoideus = Kinnzungenbeinmuskel
Spina nasalis anterior	vorderer Nasendorn
Spina nasalis posterior	hinterer Nasendorn
spinal	zur Wirbelsäule oder zum Rückenmark gehörend

Spirillen,	
Spirochäten	Schraubenbakterien
Split-cast-Methode	Kontrollsockelmethode nach A. G. LAURIT-ZEN; der Kontrollsockel ist immer ein Bestandteil des Oberkiefermodelles und besteht aus Primär- und Sekundärsockel; geringfügige Fehler beim Modelleingipsen oder bei der Artikulatoreinstellung sind zwischen den klar konturierten Flächen beider Sockel erkennbar; mehrere zentrische Registrate durch Split-cast-Probe vergleichbar
spongiös	schwammig
Spongiosa	Schwammasse des Knochens = Substantia spongiosa, Maschenwerk von Knochenplättchen
spontan	von selbst ohne äußere Einwirkung erfolgend
sporadisch	vereinzelt, verstreut
spurius, -a, -um	falsch
Squama	Schuppe
Squama frontalis	Stirnbeinschuppe
Squama occipitalis	Hinterhauptschuppe
Squama temporalis	richtiger: Pars squamosa, Schläfenbeinschuppe
sqamosus	zur Schuppe gehörend, schuppenartig
stabil	dauerhaft
Stagnation	Stillstand
stagnieren	stocken, stillstehen
Staphylokokken	Traubenbakterien
Statik	Lehre vom Gleichgewicht
stationär	ortsgebunden; auf Krankenhausbehandlung bezogen
statisch	das Gleichgewicht betreffend
Status	Zustand, Lage, Beschaffenheit, auch Zahnstatus eines Restgebisses
Stella	Stern
stellatus	sternförmig
stereotyp	unveränderlich, starr
steril	1. keimfrei; 2. unfruchtbar
Sterilisation	Erzeugung der Keimfreiheit; bakteriologische Entkeimung
Sterilität	Keimfreiheit; Unfruchtbarkeit
sternal	das Brustbein betreffend
Sternum	Brustbein

Stethoskop	medizinisches Hörrohr, heute unerläßliches Hilfsmittel in der Okklusionsdiagnostik
Stimulans	anregendes Mittel
Stimulation	Reizung
stimulieren	anregen
Stomatitis	Entzündung der Mundschleimhaut
stomatogen	vom Mund ausgehend
stomatognath	Mund und Kiefer betreffend
stomatognathes System	ist die Einheit der einzelnen Komponenten des Kausystems mit Zähnen, Parodontien, Kieferkammgeweben und Kiefergelenken und deren funktionelle Zusammenhänge
Stomatologie	Lehre vom Mund und seinen Krankheiten
Stratum	Schicht, Zone
Streptokokken	eitererregende Bakterien, auch Kettenkokken genannt
Struma	Kropf
Stützzonen	antagonistische Beziehungen zwischen Ober- und Unterkiefer (EICHNER, 1955); im vollständigen Gebiß gibt es 4 Stützzonen, auf jeder Kieferseite 2, je eine zwischen antagonistischen Prämolaren und Molaren.
styloideus, -a, -um	griffelförmig
sub-	unter . . .
subgingival	unter dem Zahnfleischsaum befindlich
subjektiv	einseitig; nur für die betreffende Person vorhanden
subkutan	unter der Haut liegend
Sublingual	unter der Zunge gelegen
submental	unter dem Kinn gelegen
submukös	unter der Schleimhaut
Submukosa	unter der Schleimhaut liegende Bindegewebsschicht
subnasal	unter der Nase
subperiostal	unter der Knochenhaut
Substantia	Substanz, Stoff, Material
Substantia adamantina	richtiger: S. enamelum = Zahnschmelz
Substantia eburnea	Zahnbein, Dentin
Substantia ossea	richtiger S. cementum = Wurzelzement
subtil	fein, zart,
suffizient	ausreichend
Suffizienz	Hinlänglichkeit; ausreichende Organfunktion
suggerieren	einflüstern, einreden

Suggestion	Willensbeeinflussung
Sulcus	Furche, Rinne
Sulcus mentolabialis	Kinnlippenfurche
Sulcus nasolabialis	Nasenlippenfurche
Sulcus palatinus major	eine Rinne auf der lateralen Seite der Lamina maxillaris zur Bildung des Canalis palatinus major für den N. palatinus major, dessen untere Öffnung das Foramen palatinum majus ist; früher: Sulcus pterygopaslatinus = Flügelgaumenfurche
superficialis	oberflächlich
superior	oben; der, die, das obere
Supination	Auswärtsdrehung der Hand oder des Fußes; Gegensatz = Pronation
Support	(engl.) Klammerauflage; Bezeichnung im Ney-Klammersystem
Suppositorium	Arzneimittel als Zäpfchen
supra-	über, darüber
supragingival	oberhalb des Zahnfleischsaumes
sursus, -a, -um	oben, aufwärts
Surtrusion	Aufwärtsbewegung
Sutura	Naht
Sutura coronalis	Kranznaht zwischen Stirn- und beiden Scheitelbeinen
Sutura incisiva	Zwischenkiefernaht, nur in der Entwicklung sichtbar
Sutura intermaxillaris	mediane Naht vorne zwischen den Oberkieferknochen
Sutura lambdoidea	Lambdanaht zwischen Hinterhauptbein und beiden Scheitelbeinen
Sutura palatina mediana	mittlere Gaumennaht zwischen beiden Gaumenfortsätzen
Sutura palatina transversa	quere Gaumennaht zwischen Gaumenfortsätzen und den horizontalen Teilen der Gaumenbeine
Sutura sagittalis	Pfeilnaht zwischen beiden Scheitelbeinen
symmetrisch	ebenmäßig, spiegelbildlich gleich
Symphyse	Verwachsung
Symptom	Krankheitszeichen
synchron	gleichzeitig

Syndrom	Zusammentreffen mehrerer Symptome
Synergismus	Organe mit der selben Wirkung, in derselben Richtung; Gegensatz: Antagonismus
Synovia	Gelenkschmiere
Synthese	Zusammensetzung, Zusammenfassung einer Vielzahl zu einer Einheit
synthetisch	künstlich hergestellt
System	zusammenhängendes Ganzes mit besonderer Funktion
systematisch	planmäßig, nach einheitlichem Gesichtspunkt geordnet
Systole	Zusammenziehung des Herzmuskels

Speeschekurve — Eine Verbindung de Höcker der Zähne mesiodistalwärts

Scharnierachse – Orbitalebene verläuft horizontal von den gefundenca Scharnierachsenpunkten zu dem unteren Rändern de Orbitae.

Raum für persönliche Ergänzungen:

Raum für persönliche Ergänzungen:

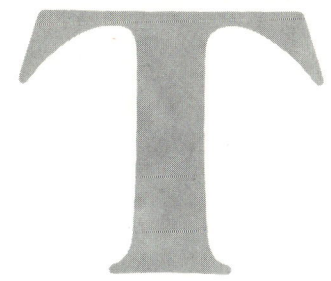

Tachykardie	Beschleunigung der Herzschlagfrequenz auf über 100 pro min. bei Erwachsenen
Tactus	Gefühl
taktil	berührbar
Tampon	Wate- oder Gazebausch
Tamponade	Ausstopfen einer Wunde (z. B. Extraktionswunde) mit Tampons zur Blutstillung
tamponieren	mit Watte ausstopfen
tangential	berührend
Tangentialbrücke	Brücken mit Zwischengliedern, die der Schleimhaut schmal, d. h. tangential aufliegen
tangieren	berühren
tardus	langsam, zögern
Tct.	auf Rezepten = Tinctura: Tinktur
Technologie	Lehre von der Entwicklung der Gebrauchsgüter aus den Rohstoffen
Tegment	Haube, Decke, Hautdecke
Tela	Gewebe, Gewebsplatte
Tela subcutanae	Unterhautfettgewebe
Telencephalon	Endhirn
Telepathie	Gedankenübertragung
temperieren	auf eine bestimmte Temperatur bringen
Tempern	Wärmebehandlung
temporär	vorübergehend; nur eine bestimmte Zeit andauernd
temporäres Gebiß	Milchgebiß
temporalis	zur Schläfe gehörend
Tempus	Zeit, Zeitspanne, Zeitabschnitt
Tendinitis	Sehnenentzündung
Tendo	Sehne
Tendovaginitis	Sehnenscheidenentzündung

Tensor	Spanner; Gaumensegelspanner = M. tensor veli palatini
tenuis	zart, dünn
Terata	Mißbildungen
teratogen	Mißbildungen hervorrufend
Teratologie	Lehre von den Mißbildungen
terminal	begrenzbar
terminale Scharnier-achsenposition	hierbei befindet sich die Scharnierachse in der retralen und cranialen Lage, die Kondylen in nicht seitenverschobener Position. Als Referenzpunkte dienen die scheinbaren Durchtrittstellen der Achse durch die Haut. Früher: zentrale Relation.
terminal hinge axis	(engl.) terminale Scharnierachse; 1921 von McCollum erstmals ein Verfahren entwickelt, mit dem sich die Scharnierachse lokalisieren ließ
terminieren	begrenzen, befristen
Termini technici	Fachausdrücke; Einzahl: Terminus technicus
Terminologie	Fachsprache; Gesamtheit der Fachausdrücke
tertiär	an dritter Stelle
Tertiärdentin	auch Schutz- oder Reizdentin genannt; durch äußere Reize (Karies, freiliegender Zahnhals, thermischer Reiz durch große Metallfüllung) neugebildetes Dentin auf Kosten des Pulpenraumes
Tetanus	Wundstarrkrampf
Therapeutik	Lehre von der Krankenbehandlung
Therapeutikum	Heilmittel
therapeutisch	behandelnd, auf die Behandlung bezüglich
Therapie	Heilbehandlung
thermisch	auf die Wärme bezüglich
thermolabil	nicht wärmebeständig
thermostabil	wärmebeständig
These	Lehrsatz; Behauptung
thorakal	auf den Brustkorb bezüglich
Thorax	Brustkorb
Thrombose	Verstopfung eines Blutgefäßes
Thrombozyten	Blutplättchen;
Thrombus	Blutpfropf, innerhalb der Blutbahn entstanden
Thymus	Bries; hinter dem Brustbein gelegene innersekretorische Drüse
thyrogen	durch die Schilddrüse entstanden, Glandula thyroidea

Thyroidektomie	operative Schilddrüsenentfernung
thyroideus	zum Schildknorpel des Kehlkopfes gehörend
thyropriv	schilddrüsenlos
Tibia	Schienbein
TMR-System	das temporomandibulare Relationssystem (SCHÖTTL); Meßmethode, mit der die dreidimensionale Lage des Unterkiefers im Artikulator in Form von drei Schlüsselmeßpunkten, 2 posteriore und 1 anterior, reproduzierbar aufgezeichnet und zu verschiedenen Zeiten verglichen werden kann. Das Verfahren ist auf den Whip-Mix-Artikulator abgestimmt.
Toleranz	Duldsamkeit
tolerieren	dulden, gewähren lassen
Tomes'sche Fasern	ältere Bezeichnung für Odontoblastenfortsätze
tonisch	stärkend; auf den Tonus bezüglich
Tonsilla, Tonsillen	Mandeln
Tonsilla lingualis	Gesamtheit der unregelmäßig über den Zungengrund verteilten Folliculi linguales
Tonsilla palatina	Gaumenmandel, zwischen Arcus palatoglossus und Arcus palatopharyngeus gelegen
Tonsilla pharyngea	Rachenmandel, sie liegt am Fornix pharyngis = Schlunddach unter dem Keilbein
Tonsillektomie	Entfernung der Gaumenmandeln
Tonsillitis	Gaumenmandelentzündung
Tonus	Spannungszustand der Muskulatur
Topographie	Orts- oder Geländebeschreibung
topographisch	orts- oder lagebeschreibend: z. B. topographische Einteilung partieller Prothesen = nach dem Lageverhältnis der Prothesen zum Restgebiß: Freiend-, Schalt- und Kombinationsprothesen
Torsion	Drehung, Umdrehung, Verdrehung
Torus	Wulst
Torus mandibularis	symmetrische Wucherungen des Knochengewebes an der Innenseite des Unterkieferkörpers vom Eckzahnbereich bis zum 2. Prämolaren entsprechend dem oberen Wurzelanteil
Torus palatinus	Gaumenwulst beiderseits der Gaumennaht, nichtpathologische Verdickung der corticalen Knochenschicht des Gaumendaches im fortgeschrittenen Alter, überwiegend an flachen Gaumen; aus statischen Gründen bei Prothesenherstellung zu entlasten, sonst Ermüdungsbruch

total	ganz, gänzlich, vollkommen, uneingeschränkt
touchieren	Betupfen mit Ätzmitteln
Toxämie	Blutvergiftung
toxigen	giftbildend
Toxikologie	Lehre von den Giften und Vergiftungen
Toximanie	Drogenabhängigkeit
toxisch	giftig, durch Gifte verursacht
Trabecula	Bälkchen, z. B. Knochenbälkchen der Spongiosa
Trachea	Luftröhre
Tracheitis	Schleimhautentzündung der Luftröhre
Tracheotomie	Luftröhrenschnitt
Tragus	flächiger Vorsprung vor der äußeren Öffnung des Gehörganges
trans-	von einer Seite zur anderen
transformieren	umwandeln, umformen
Transfusion	Blutübertragung
Translation	Übersetzung
transluzent	durchschimmernd
transparent	durchscheinend
Transparenz	Lichtdurchlässigkeit
transpirieren	schwitzen
Transplantation	Gewebsverpflanzung an eine andere Stelle
transversal	querverlaufend
Trauma	Verletzung durch äußere Gewalteinwirkung
traumatisch	durch äußere Gewalteinwirkung entstanden
traumatisierende Okklusion	eine Okklusion, die durch Fehlbeanspruchungen einzelner Zähne oder Zahngruppen zu Veränderungen im stomatognathen System führen kann; früher: traumatische Okklusion
Traumatologie	Unfallheilkunde
Tremor	Zittern, Muskelzittern
Trepanation	Eröffnung, Durchbohrung; z. B. des Pulpencavums bei Gangränbehandlung
Trias	Dreiheit
triceps	dreiköpfig
trichromatisch	dreifarbig
Triggerfaktoren	exzessive kompensatorische Parafunktionen, die eine erkennbare mechanische Motivierung haben (DRUM); okklusale Störungen aus prothetischer oder konservierender Behandlung, die zu traumatisch wirkenden Parafunktionen führen, z. B. Gleithindernisse oder vorzeitige Kontakte nach Füllungstherapie, schlecht sit-

Triggerfaktoren	zende Teilprothesen infolge falsch konstruierter Klammern, Schaukeln einer Prothese, zu große Bewegungsfreiheit eines Freiendsattels. Okklusale Triggerfaktoren dominieren auch bei der Auslösung des Bruxismus und werden durch selektives Beschleifen ausgeschaltet
trigonal	dreieckig
Trigonum	Dreieck
Trigonum retromolare	Molarendreieck hinter dem letzten unteren Molaren
trimorph	dreigestaltig
Tripodkontakte	Höcker-Fossa-Dreipunktberührungen zentrischer Höcker im Gegensatz zu den Höcker-Randwulst-Zwillingsbeziehungen; Tripoden = Dreifüße
trivalent	dreiwertig
trophisch	auf die Ernährung bezüglich
Trochlea	Rolle
Truncus	Stamm
Tuba	Trompete
Tuba auditiva	Ohrtrompete, 4 cm langer Verbindungsgang zwischen Mittelohr und Nasenrachenraum
Tuber	Höcker, Vorsprung
Tuber frontale	Stirnbeinhöcker
Tuber maxillae	Oberkieferhöcker, dünnwandige Vorwölbung an der Hinterfläche des Oberkieferbeins
Tuberculum	Höckerchen
Tuberculum alveolare mandibulae	klinischer Terminus, der in der anatomischen Nomenklatur nicht aufgeführt ist. Unterkieferalveolarhöcker; entsteht nach Extraktion des unteren Weisheitszahnes in birnenförmiger Gestalt mit der Spitze nach rostral; Ansatzstelle der Plica pterygomandibularis, die vom Hamulus pterygoideus kommt
Tuberculum anomale	Höckeranomalie am mesiopalatinalen Höcker des 1. oberen Molaren; alte Bezeichnung = Tuberculum carabelli
Tuberculum articulare	Gelenkhöcker, walzenartige Erhebung vor der Fossa mandibularis
Tuberositas	Rauhigkeit am Knochen
Tuberositas masseterica	Rauhigkeit an der Unterkieferaußenseite am Kieferwinkel, Ansatz des M. masseter, Masseterrauhigkeit
Tubulus, Tubuli	Röhrchen

Tubus	Röhre
Tumor	Gewächs, Gewebsneubildung, Geschwulst
Tunica	Gewebsschicht
Tunica mucosa	Schleimhaut; besser: Gingiva
Twinwire-Technik	festsitzende kieferorthopädische Apparatur mit 2 dünnen, parallel zueinander verlaufenden Drähtchen als Labialbogen = Zwillingsbogen
typisch	auf bestimmte Arten bezüglich, kennzeichnend
Typologie	Lehre von den Grundarten
Typus	Grundform, Grundart, Urbild

Raum für persönliche Ergänzungen:

Raum für persönliche Ergänzungen:

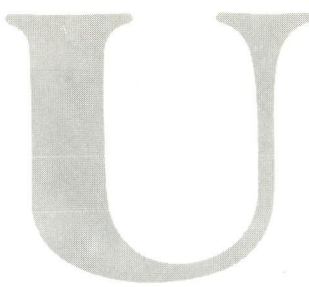

ubiquitär	überall vorkommend
Ulcus	Geschwür, Entzündung der Haut oder Schleimhaut
Ulna	Elle, medial gelegener Unterarmknochen
ultimus, -a, -um	letzter, letzte, letztes
ultima ratio	letztes Mittel, wenn alle anderen versagen
Ultimatum	letzte Forderung
ultra	darüber hinaus
ultraviolett	die jenseits des Violett gelegenen unsichtbaren kurzwelligen Spektralanteile
ultravisibel	mit dem gewöhnlichen Mikroskop nicht mehr sichtbar
Ulzeration	Geschwürbildung
ulzerös	geschwürig
uncinatus	mit einem Haken versehen; hakenförmig
Ungt.	auf Rezepten = Unguentum
Unguentum	Salbe
Unguis	Finger- und Zehennagel
unilateral	einseitig
unilokulär	einkammerig
unipolar	einpolig
unphysiologisch	nicht den normalen Lebenserscheinungen entsprechend, meist pathologisch
Ureter	Harnleiter, verbindet das Nierenbecken mit der Harnblase
Urethra	Harnröhre
urogenital	Harn- und Geschlechtsorgane betreffend
Urologe	Arzt für Krankheiten der Harnorgane
Urologie	Lehre von den Erkrankungen der Harnorgane
Ursprung	Muskelbefestigung am unbeweglichen Knochenteil

Usus	Brauch, Gebrauch
usuell	üblich
utopisch	wirklichkeitsfremd
ut supra	wie oben
Uvula	Gaumenzäpfchen

Raum für persönliche Ergänzungen:

Raum für persönliche Ergänzungen:

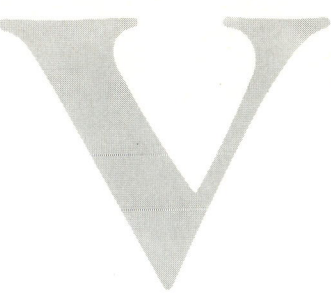

V.	Abk. für Vena = Vene
Vv.	Abk. für Venae = Venen
vacuus, -a, -um	leer
Vakuolen	Hohlräume, Kammern
Vakuum	Luftleere, ein fast luftleerer Raum
Valenz	Wertigkeit
valgus, -a, -um	schief, krumm, abgebogen
Valva	Klappe
Valva aortae	Arotenklappe, Herzklappe
Valvula	kleine Klappe
variabel	veränderlich
Variabilität,	
Variation	Veränderlichkeit
variieren	abwandeln, abweichen
Vas, Vasa	Gefäß, Gefäße
Vasodilatation	Gefäßerweiterung
Vasokonstringen-	
tien	gefäßverengende Mittel
Vasomotoren	Gefäßnerven
vaskulär	das Gefäßsystem betreffend
Vegetabilien	Pflanzenstoffe, Pflanzenprodukte
vegetativ	pflanzlich; vom Willen unabhängig
Vehikel	Transportmittel; auch für Körperflüssigkeiten oder Arzneiflüssigkeiten als Transportmittel für Hormone und Wirkstoffe gebraucht
Velum	Segel
Velum palatinum	Gaumensegel
Venae	Venen, zum Herzen hinführende Gefäße
Vena cava inferior	untere Hohlvene, mündet in den rechten Vorhof des Herzens

Vena cava superior	obere Hohlvene, führt das Blut aus der oberen Körperhälfte zum Herzen zurück, mündet auch im rechten Vorhof des Herzens
venöses Blut	Blut der Venen
Venter	Bauch; auch Muskelbauch
ventral	bauchwärts, zum Bauch gehörig
Ventriculus (Gaster)	Magen, Kammer
Ventriculus dexter	rechte Herzkammer
Ventriculus sinister	linke Herzkammer
Vermis, Vermes	Wurm, Würmer
vermiformis	wurmförmig
Vertebra	Wirbel
vertikal	senkrecht
Vesica	Blase
Vesicula	Bläschen
vesicalis	zur Blase gehörend
vesikulär	bläschenförmig
vestibulär	den Mundvorhof betreffend
Vestibulum	Vorhof, Vorraum, in der Zahnheilkunde Eingang; gebraucht für Mundvorhof = Vestibulum oris
veterinär	tierärztlich, Tierarzt
via	(auf dem Weg) über
Via falsa	falscher Weg, z. B. bei Wurzelkanalaufbereitung die Wurzelwand perforiert
Via naturalis	der natürliche Weg
Vibration	Schwingung, Erschütterung, Zittern
Vigilia	Schlaflosigkeit
violent	gewalttätig, gewaltsam
viril	männlich
virulent	krankheitserregend
Virus	kleinster Ansteckungskeim
Vis	Kraft
Vis vitalis	Lebenskraft
visceralis	die Eingeweide betreffend
Viscus, Viscera	Eingeweide
Vision	Erscheinung, Traumbild
visitieren	nachsehen, untersuchen
Viskosität	Dickflüssigkeit, Zähflüssigkeit
viskös	zäh- oder dickflüssig, klebrig
visuell	mit dem Auge, das Sehen betreffend
Vital	das Leben
vital	zum Leben gehörend, auf das Leben bezogen, lebend

Vitalamputation	die vitale Kronen- bzw. Kammerpulpa wird unter Anästhesie amputiert, der Pulpastumpf der Wurzel wird mit Medikamenten abgedeckt und vital erhalten; nur bei jugendlichen Zähnen erfolgversprechend, z. B. nach Trauma, bei älteren Menschen kontraindiziert
Vitalextirpation	die anästhesierte Pulpa wird aus Pulpenkavum und Wurzelkanälen vollständig entfernt und in gleicher Sitzung eine Wurzelkanalfüllung bis zum Foramen apicale durchgeführt
Vitalität	Lebenskraft
Vitamine	lebensnotwendige pflanzliche Substanzen, deren Fehlen zur Mangelerscheinungen (Avitaminosen) führt
Vitr.	auf Rezepten = Vitrum
Vitrum	Glas
vitreus	glasartig
Vokabel	Einzelwort
Vokabularium	Wörterbuch
Vola	Hohlhand, Handfläche
Volumen	Rauminhalt
voluminös	umfangreich
Vomer	Pflugscharbein; Teil des Nasenseptums

Raum für persönliche Ergänzungen:

Wilson-Kurve -
Eine Transversalkurve, bedingt durch die Lingual-
neigung der unteren Prämolaren und Molaren

zentral	im Mittelpunkt gelegen, vom Mittelpunkt aus
zentrieren	auf den Mittelpunkt einstellen
zentrifugal	vom Mittelpunkt fortstrebend
Zentrik	Okklusion in terminaler Scharnierachsenposition; richtiger: retrale Kontaktposition
zentripetal	einem Mittelpunkt zustrebend
zentrisch	um einen Mittelpunkt herum
zentrischer Biß	Bestimmung der Kieferrelation; früher: Bißnahme
zentrische Höcker	Arbeitshöcker, okkludierende Höcker, Stampfhöcker, Stützhöcker; im Oberkiefer die palatinalen und im Unterkiefer die bukkalen Höcker. Ihre Aufgabe besteht in der gleichmäßigen Abstützung bei Kieferschluß, tripodiziert in der gegenüberliegenden Fossa. (Tripoden = Dreifüße). Höcker-Fossa-Tripodbeziehungen = Höcker-Fossa-Dreipunktberührungen. Diese Dreipunktsysteme sind wegen ihrer kräftezentrierenden Eigenschaft die wertvollsten (SCHÖTTL)
Zentrum	Mitte, Mittelpunkt
Zentrosom	Zentralkörperchen der Zelle
zerebellar	das Kleinhirn betreffend
zerebral	das Gehirn betreffend
zerebrospinal	Gehirn und Rückenmark betreffend
zervikal	den Hals betreffend; Cervix — der Hals
zeremoniell	förmlich, gezwungen
zessieren	aufhören
zirka	ungefähr
Zirkulation	Kreislauf, Blutkreislauf
zirkulär	kreisförmig

zirkulieren	im Umlauf sein
Zirkumferenz	Umkreis, Umfang
zirkumskript	streng abgegrenzt
Zirkumduktion	Kreiselung; Kombinationsbewegung der 6 Hauptbewegungen: Anteflexion, Retroflexion, Abduktion, Adduktion, Supination, Pronation. Typische Kreiselbewegungen können wir mit Daumen, Armen und Beinen machen
Zoologie	Lehre der tierischen Lebewesen
Zyanose	bläuliche Verfärbung der Lippen und Fingernägel infolge mangelhaften Sauerstoffgehaltes des Blutes
zygomaticus	zum Jochbogen gehörend
zyklisch	regelmäßig wiederkehrend
Zyste	Hohlgeschwulst mit besonders abgegrenzter Wand (Zystenbalg) und einem flüssigen oder breiigen Inhalt; Zahnkeim- oder follikuläre Zyste, Wurzel- oder radikuläre Zyste, Duktus-, Retentions-, Dermoidzyste, usw.
Zytologie	Lehre von den Zellen
Zytolyse	Auflösung von Zellen
Zytoplasma	Zelleib; der Teil der Zelle, der nicht vom Kern eingenommen wird, er bestimmt ihre Gestalt